HOMEOPATÍA SENCILLA
Autor: © Adolfo Pérez Agustí

Edita: Ediciones Masters
Fernán caballero, 4-1º dcha.
28019 MADRID (Spain)
ediciones masters@gmail.com
http://www.edicionesmasters.com

HOMEOPATÍA SENCILLA

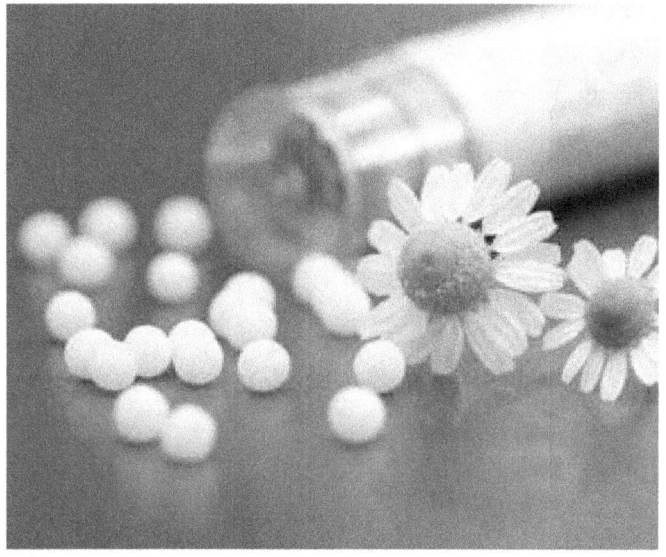

Homeos-homoios (semejante), Pathos-patheia (sufrimiento)

Ha sido la especialidad terapéutica más criticada desde sus comienzos y la única cuyos principios medicinales están totalmente fuera de la lógica. La causa estriba en que ya no estamos hablando de plantas medicinales en su estado natural, ni de extractos, ni muchos menos de vacunas, pues lo que la homeopatía maneja como principios curativos son ciertos componentes que no pueden ser analizados químicamente... porque ni siquiera se detectan. Como un médico detractor dijo a su creador, hace ya muchos años, se trataría de tirar al Támesis un litro de agua conteniendo una sustancia medicinal y beber 15 gotas algunos kilómetros más abajo.

Pues esa es la base de la homeopatía, por increíble que parezca.

DATOS HISTÓRICOS

Aunque se atribuye al investigador Hahnemann el descubrimiento de la homeopatía, lo cierto es que ya en el siglo V a. d. C. el médico Hipócrates hablaba del Principio de Similitud cuando estableció que existían dos formas de curación:

1- *Similia Similibus Curentur* (los parecidos se curan con los parecidos).
2- *Contraria Contrariis Curentur* (los contrarios se curan con los contrarios).

A estos postulados añadió otros bien conocidos que decían:

- La salud del enfermo es la ley suprema.
- La obra divina es aplacar el dolor.
- Curar de modo eficaz, seguro y agradable.

Todos ellos supeditados a su célebre recomendación de: "Curar sin dañar".

Lógicamente, tales recomendaciones llenas de sabiduría no podían caer en saco roto y después de tantos siglos desde su muerte se le sigue considerando a Hipócrates el padre de la Medicina, por más que sus recomendaciones ya apenas se tengan en cuenta. Por sus escritos sabemos, según la traducción al francés de Emile Litre, que llegó a definir el tratamiento por los contrarios y por los semejantes, pero que era por los contrarios por los que más se inclinaba, lo que consta en varias citas. Los estudiosos del hipocratismo, consideran que si bien la Medicina Hipocrática fue una etapa decisiva como saber científico, que tuvo su principio en el conocimiento de la physis del cuerpo, carece de una verdadera estructura en cuanto a la terapéutica medica, lo que Hipócrates superaba recurriendo a la higiene, gimnasia, dieta y visualización.

Años más tarde, un representante del hedonismo helénico, el médico Claudio Galeano, quien había nacido en Pérgamo (Mysia), recomendó efusivamente el uso de los remedios contrarios para mitigar los dolores fuertes, y sus postulados sirvieron de gran ayuda durante muchos años. Era un defensor de los principios de Hipócrates y sus teorías (se llegó a considerar como su mejor discípulo), explicadas en el libro "Comentarios acerca de Hipócrates", y fueron materia obligada de estudio en la universidad de Cambridge durante el siglo XIV. Algunos siglos después, en el XVI, el químico y pensador Paracelso recopiló los escritos de Hipócrates y comprobó que, efectivamente, existía un paralelismo de acción entre el poder toxicológico de una sustancia (eléboro blanco) y su acción terapéutica (cólera morbus.) También ensayó con éxito el venenoso eléboro blanco en el tratamiento de las diarreas coleriformes y la cantárida para la curación de la estranguria (micción dolorosa). Sin embargo, y junto a estas investigaciones, Paracelso expresó su inconformidad con la medicina antigua, hipocrática y galénica, y sus conceptos sobre las enfermedades suscitaron profundas repercusiones en la terapia. En ocasiones defendió el concepto de los semejantes y de los síntomas, señalando un amplio campo y aplicabilidad de las virtudes medicinales de los *venenos* si se administraban en pequeñas dosis, así como el empleo de metales y minerales, y llevó sus teorías a su práctica médica.

En algunos casos tuvo éxitos notables, pero incomprendido también fue sujeto a persecución en otros.

A través de manipulaciones químicas, convertía en solubles sustancias que no lo eran y las administraba como medicamentos, y así fue como puso a la alquimia al servicio de la Medicina. Sin embargo, a través de su vida llena de contradicciones no logró estructurar un verdadero sistema terapéutico.

Y así, entre la indiferencia y la pasión, la homeopatía llegó al siglo XVII, momento en el cual el médico alemán Christian Samuel Hahnemann, que había nacido en 1755 en la ciudad sajona de Meissen, rescató del olvido las consideraciones de Hipócrates sobre la ley de las semejanzas, hasta el punto de recomendarla como la mejor de las terapias.

Otro doctor que popularizó las enseñanzas homeopáticas fue F. Harvey Foster, quien gracias a su cargo de primer presidente de la British Homeopathic Society pudo ejercer desde 1844 hasta 1878, no sin tener que pelear duramente por cuestiones legales con otros doctores que no podían aceptar la superioridad de los tratamientos homeopáticos con relación a los suyos. Una epidemia de cólera, acaecida en 1846, demostró sin lugar a dudas la eficacia de la homeopatía, aunque la historia no lo reflejó así, ya que las estadísticas fueron borradas por el ministro de Sanidad, enemigo de Foster.

Ya en nuestro siglo, se creó en Inglaterra la primera Facultad oficial de Homeopatía en 1950, siendo reconocida como una especialidad más en la Seguridad Social, ejemplo que no fue seguido por desgracia por el resto de los países europeos. Aún así, a finales de los 80 apenas se reconocía oficialmente que existieran más de 300 homeópatas y los nombres de Alva Benjamín y Sir John Weir, populares especialistas ya fallecidos, no figuran en ningún tratado de medicina. Ahora, en los comienzos del siglo XXI, las cosas han cambiado y existen miles de especialistas diseminados por el mundo entero y las autoridades sanitarias empiezan a incluirla como una buena opción médica.

HAHNEMANN

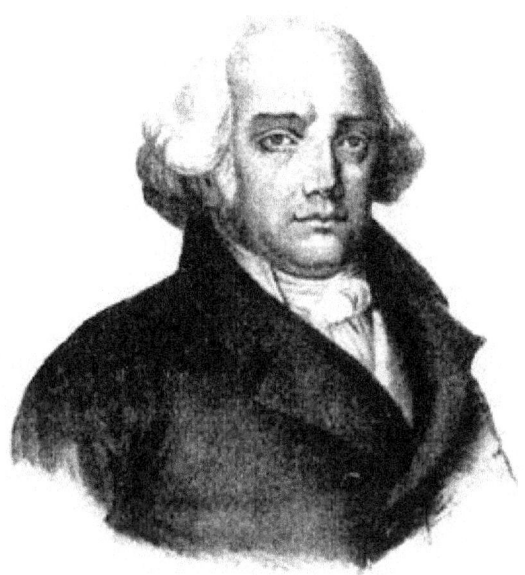

En el siglo XVIII, 23 siglos después de Hipócrates y de Galeno, entre otros de sus sucesores, aparece Samuel Hahnemann, un médico que en 1790 a sus 35 años de edad, ya se había retirado de la medicina porque si bien se habían logrado avances y descubrimientos dentro de la anatomía y fisiología, y se habían construidos aparatos de diagnóstico que facilitaban la curación, Hahnemann no encontraba orden ni lógica en la terapéutica que conservaba los conceptos y practicas galénicas antes mencionadas

Graduado en medicina química, Samuel Hahnemann (1755-1843) pronto se manifestó como un detractor absoluto de todo cuanto había aprendido, llegando a abandonar el ejercicio de la medicina y dedicándose a la traducción de los textos médicos extranjeros a su idioma. Y fue precisamente uno de estos textos, el de un tal Cullen, el que le puso en el camino correcto para su posterior teoría de las similitudes, afianzada por el recuerdo de las teorías del legendario Hipócrates. Su dominio de 5 idiomas, además del latín y griego, le permitieron traducir correctamente del inglés al alemán la Materia Medica del médico escocés William Cullen, encontrando la paradójica o contradictoria información de que los polvos de la corteza de la Quina (China officinalis) -comúnmente conocida como Quinina-, que combatía eficazmente la malaria, podían generar la misma enfermedad. Para demostrar el error de dicho tratamiento, Hahnemann ingiere durante varias semanas 13 gramos por día de Quina, sin estar enfermo, hasta que comienza a sentir los mismos efectos que si tuviera la enfermedad. Después y para afianzar sus resultados, experimenta dicho tratamiento con sus familiares y amigos, siempre con el mismo éxito, lo que le impulsa a probar nuevas drogas, primero en estado puro y luego diluidas.

Estos resultados le llevan a publicar su primer artículo de la ley de las similitudes en el periódico Hufeland a principios de 1806, al mismo tiempo que empleaba ya la palabra Patogenesia para explicar su teoría. En esta obra, titulada *Ensayo sobre un nuevo método para descubrir las propiedades curativas de las sustancias medicinales y comentarios sobre los métodos seguidos hasta hoy,* Hahnemann expuso los resultados de sus primeras experimentaciones en grupos de humanos sanos con: *China officinalis, Chamomilla matricaria, Arnica montana, Belladonna atropa, Aconitum napellus, Pulsatilla nigricans, Nux moschata, Ignatia amara, Digitalis purpurea, Ipecacuana caephalis, Papaver somniferum u Opium, Rhus toxicodendron,* y también el Plomo, Arsénico y Mercurio.

Entusiasmado con los resultados obtenidos, estudia otras sustancias potencialmente venenosas, como el Acónito, la Belladona, el Digital y el Mercurio, explica ya todas las patogenesias, y en 1810 publica la primera edición del Organón, el primer tratado de homeopatía clínica del mundo. Diez años más tarde y con un arsenal de experiencias positivas en su haber, Hahnemann publica la *"Materia médica pura"*, en el cual habla de todas sus teorías, sus 67 remedios concretos y de los experimentos clínicos llevados con toda rigurosidad en sus familiares, amigos y hasta en él mismo. En ella expuso sus resultados con un estilo rigurosamente objetivo, que difería con el de su época, que se envolvía en eruditas disertaciones de aspecto teórico. Hahnemann estableció que para profundizar en el conocimiento de los efectos de los medicamentos y adaptarlos a las enfermedades, debía abandonarse el azar y por lo contrario, proceder siempre racional y experimentalmente.

La aplicación de este método experimental al que llama *Experimentación Pura*, le proporcionó resultados que le permitieron concluir que cada sustancia tiene un grupo de propiedades que la singularizan y la hacen única, y que al introducirla en pequeñas dosis en el organismo humano sano, se evidencian otras propiedades hasta entonces desconocidas que son registradas por el organismo y traducidas a signos y síntomas.

En 1828 publica cinco tratados nuevos, cada vez más complejos y alejados de la medicina oficial, y en ellos habla ya de recidivas mórbidas, la teoría diatésica, el terreno mórbido y la necesidad de individualizar totalmente los tratamientos, incluso ante una misma enfermedad.

Aún más, el mismo individuo, con la misma enfermedad, requerirá un tratamiento diferente si cambian en su vida el lugar, las circunstancias ambientales y por supuesto el momento.

Todo ello le lleva a revisar su primitivo Organón en 1842 y recomienda incluso trabajar con diluciones cincuentamilesimales, lo que posteriormente se demostró como un error. Hahnemann llegó a creer que no existía límite a las diluciones, siempre y cuando se realizara una cuidadosa sucusión (agitar o golpear) del recipiente en cada fase. Con ello pretendía evitar cualquier efecto tóxico y emplearlas también en los padecimientos psíquicos. Pero sus condiscípulos no estaban de acuerdo y se limitaron a trabajar con las diluciones decimales o centesimales, no pasando generalmente de la 30 DH o CH.

Sus experimentos, realizados casi siempre de manera individual, sin ayuda alguna, le llevaron a asegurar que toda sustancia tiene efectos inmediatos o de acción, a los que llamó directos o primarios, que dependen de la sustancia, pero que también aparecen efectos inmediatos o de acción indirecta o secundaria que dependen de la reacción del organismo. Descubrió también que cada sustancia experimentada daba origen a un esquema o perfil mórbido, propio y diferente, y que de acuerdo al Principio de la Similitud, al administrar una sustancia medicamentosa que coincidiera con el perfil mórbido del enfermo, se restablecería el equilibrio y con ello la salud.

Las consecutivas experiencias tanto de investigación como terapéuticas, le permitieron a Hahnemann establecer una Ley de Curación. Sobre la marcha, sus experimentos le mostraron que clínicamente existía una individualidad morbosa, pues en sus grupos experimentales cada experimentador sufría cambios en su organismo en muchos aspectos muy parecidos a los de los otros experimentadores bajo la acción de la misma sustancia, pero siempre con un matiz individual propio. De ahí, Hahnemann dedujo que a su vez existía una individualidad medicamentosa a la que siempre había que atender.

Sujetando su terapéutica medica a estas observaciones, Hahnemann alcanzó el ideal filosófico y terapéutico buscado, pero nunca alcanzado desde Hipócrates, de que el médico debe tratar no enfermedades sino enfermos.

También experimentalmente Hahnemann descubrió la acción de las pequeñas dosis, así como que en una sola sustancia existe una gama reaccional para el organismo de acuerdo al grado de dilución y agitación sucesivas a las que se les someta en el curso de su preparación como medicamento. Este efecto se hace patente una vez administrada, ya sea para investigación en el hombre sano, o para propósitos terapéuticos, en el enfermo.

Igualmente, le fue posible a Hahnemann evitar los daños iatrogénicos provocados en formas tan graves y frecuentes por los médicos de tu tiempo, al crear un numeroso grupo de medicamentos de propiedades permanentes y bien conocidas, y que eran administrados a dosis mínimas convenientes y de acuerdo a una Ley de curación.

Otro interesante hallazgo de Hahnemann, lo logró a través de la cuidadosa observación de los estudios clínicos de muchos de sus pacientes. Esto le permitió establecer una teoría antropológica médica, la cual le ha servido al medico homeópata para comprender mejor el presente patológico del enfermo con relación a su pasado patológico heredado y preparar una proyección de posible salud para su futuro; para ello, elaboró su teoría diatésica miasmática.

Hahnemann nunca permitió aislar al cuerpo de su mente y su espíritu, y esta trilogía de la personalidad humana debía tratarse si verdaderamente queríamos curar al individuo completamente.

La enfermedad, añadía, no era sino una desarmonía en el conjunto y no un sólo órgano el afectado, llegando a considerar a los microbios no como enemigos sino como señales de alarma, los cuales había que combatir con las propias defensas orgánicas y nunca con antibióticos.

Criticado fuertemente por los farmacéuticos de su época, llegó a vivir casi como un recluso en la ciudad de Kothen, centrándose exclusivamente en su consulta la cual le permitió vivir económicamente con dignidad, trasladándola con posterioridad a París, en donde le reconocieron sus méritos. Allí acudió gente de todo el mundo, banqueros, personajes de la aristocracia, aunque no olvidó nunca su humilde origen como hijo de un modesto decorador de piezas de porcelana y abrió una consulta dedicada exclusivamente a la gente pobre.

Murió a la edad de ochenta y ocho años, algo excepcional en una época en que la edad media apenas sobrepasaba los cincuenta años.

SUS SUCESORES

Frederick Quin nació el 1799 en Gran Bretaña y fue alumno de Hahnemann, introduciendo allí la homeopatía y fundando la Sociedad Homeopática Británica y el Hospital Homeopático de Londres.

Constantine Hering (1800-1880) fue el introductor de la homeopatía en los Estados Unidos, donde colaboró en la construcción del Colegio Médico de Hahneman. Es también el autor de una extensa enciclopedia denominada Medicina homeopática doméstica.

James Tyler Kent (1849-1916) es otro norteamericano entusiasta que igualmente abandonó la medicina convencional por la homeopatía, y autor de Repertory of Symptoms, una de las obras claves. Añadió potencias más altas en los tratamientos y definió las diferentes tipologías del enfermo.

James Compton Burnett (1849-1900) fue un inglés que introdujo como tratamientos homeopáticos la organoterapia y los nósodos (obtenidos de humanos enfermos), así como elaboró una gran campaña contra la vacunación.

Timothy F. Allen norteamericano autor de la Enciclopedia of Materia Medica publicada en 1874.

John H. Clarke Recopiló todos los tratados anteriores y unidos a sus propias experiencias publicó el Dictionary of Practical Materia Medica en 1900.

¿QUE ES LA LEY DE LA SIMILITUD?

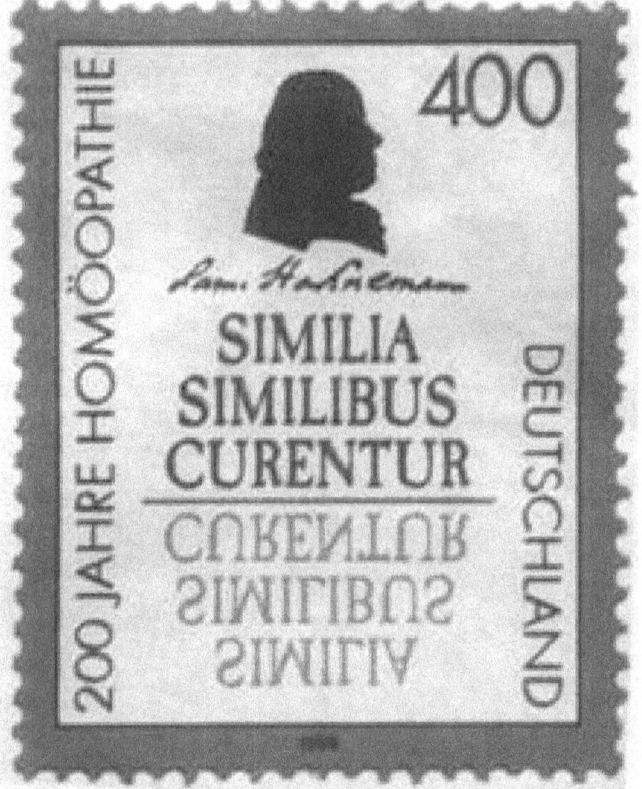

Descubierta como ya hemos dicho por Hipócrates, esta ley dice que toda sustancia capaz de provocar en un individuo sano determinados síntomas es capaz de curar los síntomas semejantes que presentan las enfermedades naturales. O dicho de otra manera, es una ley de biología general que constata el paralelismo de acción entre el poder toxicológico de una sustancia y la acción terapéutica de la misma. Razonamiento éste algo más complicado pero que viene a decir lo mismo que el anterior.

Un ejemplo puede ser la picadura de abeja:
Provoca signos objetivos como son, edema rosado a causa de la acción rápida y brutal del veneno, además de los síntomas objetivos, como son el picor ardiente, el cual mejora si aplicamos frío.

Por tanto, y si nos atenemos a esa increíble ley de las similitudes y aplicamos un remedio a partir de abejas maceradas, podemos emplearlo en toda enfermedad que presente síntomas similares y no solamente en las picaduras de insectos que sería, lógicamente, la mejor aplicación. Repasando un poco aquellas enfermedades que se caracterizan por síntomas similares tenemos a la conjuntivitis, las urticarias y cualquier otra que se presente con picor o punzadas ardientes, edemas rosados, que sean de aparición brutal y que mejoren con el frío.

La Homeopatía, además, demuestra que cada sustancia farmacológicamente activa provoca en el individuo sano y sensible un conjunto de síntomas característicos de la sustancia empleada, de la misma manera que cada persona enferma presenta un conjunto de síntomas que son característicos de su enfermedad. La curación, demostrable por la desaparición de los síntomas, más que por las pruebas analíticas, puede ser obtenida empleando dosis infinitesimales de una sustancia capaz de provocar en el individuo sano los mismos síntomas.

ALGUNAS VENTAJAS DE LA HOMEOPATÍA

- La homeopatía trata al enfermo y a la enfermedad de manera totalmente individualizada. Esa misma enfermedad, en el mismo enfermo, pero en tiempo diferente, requerirá un tratamiento distinto.
- La curación se logra mediante la activación de los mecanismos corporales de defensa, los cuales reaccionan adecuadamente gracias al tratamiento.
- No existe peligro de toxicidad, ni siquiera en tratamientos prolongados.
- Se puede emplear como remedio homeopático cualquier sustancia que exista en la naturaleza, sea de origen vegetal, animal o mineral.
- Para su eficacia se necesita un diagnóstico mucho más completo que los realizados habitualmente, lo que conduce a una mejor curación.
- No solamente se tiene en cuenta la salud corporal, sino que se valora el estado emocional, familiar, laboral, ambiental, genético y cultural, lo que nos lleva a realizar un historial clínico completo de las causas reales de la enfermedad. Una vez conocidas éstas, el tratamiento es más sencillo y certero.

- Se elimina la especialidad médica y con ello el problema actual de que a un mismo enfermo le traten diferentes médicos, con opiniones diferentes.
- La relación médico-paciente es mucho más completa ya que se analizan conjuntamente la psique y el cuerpo.

No se olvide, además, que:

- Lo similar puede ser curado por lo similar.
- La cantidad de medicamento empleado debe estar en proporción inversa a la similitud de los síntomas.
- La enfermedad es síntoma de desarmonía general, no localizada y que para curarla hay que restablecer la armonía.
- Que hay que curar desde arriba hacia abajo y después desde dentro afuera.
- Que cualquier sustancia venenosa en su concentración y estado natural puede ser un maravilloso remedio homeopático.
- No hay que suprimir las defensas naturales que se pueden expresar en forma de fiebre, pus, sudores, mucosidad, diarreas, llanto o eczemas, entre otros.
- No concentrarse en la parte u órgano enfermo, aunque duela, sino en el paciente en su totalidad.
- Si el paciente mejora no continúe el tratamiento, ni mucho menos como preventivo.

Y recuerde que:

- La enfermedad mejora según la Ley de Hering: si el enfermo quiere curarse y el remedio elegido es el adecuado.
- Si el mal mejora pero luego el proceso se detiene, hay que cambiar la dilución y posiblemente el remedio.
- Lo mismo para el caso en que no haya una respuesta inmediata.
- Si aparecen nuevos síntomas hay que suspender la medicación y cambiar el tratamiento.
- Los efectos de la homeopatía se pueden anular tomando café y menta.

PREPARACIÓN BÁSICA

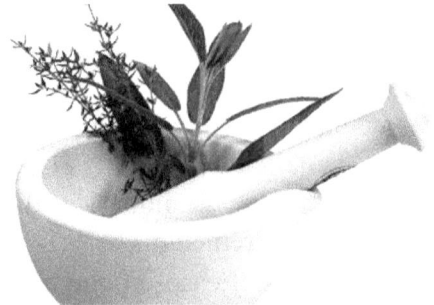

Se prepara a partir de cualquier sustancia vegetal, animal o mineral.

1. Si utilizamos una planta medicinal se pone en un recipiente una parte de planta pulverizada con diez partes de alcohol de 65°.
2. Se deja macerar dos o tres semanas.
3. Se filtra.
4. Se prensa la parte residual para extraer el líquido restante.
5. Se mezclan ambos.
6. Se guardan en recipiente de cristal opaco.
7. Para dinamizar se agita o golpea cien veces en cada dilución.
8. Para los gránulos de lactosa se impregnan tres veces consecutivas con la tintura madre, dejándolo secar en cada fase.

Los preparados comerciales se efectúan diluidos en alcohol de 30% o agua destilada.
Las ampollas en alcohol de 15°.

PATOGENESIA

Sensiblemente diferente según sea el tipo de medicina de la que hablamos, para el homeópata la patogenesia es la descripción de los síntomas inducidos por una determinada sustancia farmacológicamente activa en un individuo o grupo de individuos. Esta sintomatología dependerá de la sustancia empleada, la cual puede actuar sobre un sólo órgano o sobre todo un conjunto.

La aplicación patogenésica se realiza administrando sustancias activas, sin especificar el origen, en dosis tan infinitesimales que no resulten tóxicas en ningún tipo de sujeto, sea cual sea su edad, sexo o padecimiento. Una vez administrados estos compuestos no tóxicos se evalúan los síntomas curados y se tienen en cuenta también otros síntomas que puedan aparecer, generalmente beneficiosos.

Una misma sustancia homeopática tiene la propiedad de actuar con la misma eficacia en la ansiedad que en una gastroenteritis, incluso administrada a la misma dilución. Todo depende del tipo de dolencia, su aparición, su empeoramiento o mejoría según el clima o ritmo biológico y del carácter del individuo.

CÓMO SE REALIZA EL ESTUDIO DE UN PACIENTE SEGÚN LA DOCTRINA HOMEOPÁTICA

No hay ningún inconveniente en aplicar conjuntamente los métodos de exploración y diagnóstico alópatas y homeópatas, siempre y cuando tengamos en cuenta la trilogía a estudiar, esto es, cuerpo, mente y espíritu.

Como resumen y antes de ampliar todos los detalles, en la consulta se examina la etiología, los síntomas subjetivos y objetivos, la auscultación, medición, peso y toma de tensión arterial, así como cualquier tipo de análisis que contribuya a un mejor esclarecimiento de la enfermedad. En este sentido, no debemos menospreciar los diagnósticos convencionales que nos desvelen con claridad enfermedades graves como el cáncer, la diabetes, las insuficiencias coronarias, las infecciones o las hemorragias traumáticas. El que un diagnóstico lo hagamos siguiendo los postulados tradicionales no excluye que luego el tratamiento sea exclusivamente homeopático y que, además, tengamos en cuenta los datos relativos al estado emocional del paciente.

Una vez completado el chequeo habitual es el momento de tener en cuenta las reacciones individuales, las características de la enfermedad, el empeoramiento o la mejoría según otros factores, los cambios en el comportamiento social y laboral, cómo le influye el clima y las aversiones alimentarias nuevas. Todo ello de una manera totalmente individual y no pretendiendo nunca etiquetar al paciente en una categoría definida, ni mucho menos caer en el error de administrarle un tratamiento estándar o generalizado.

Conceptos importantes

Salud
Estado en que el individuo puede ejercer todas sus funciones corporales y psíquicas. También, estado óptimo para poder efectuar las labores habituales, gozando de un estado anímico calmado, equilibrado y feliz. Solamente se puede considerar a un individuo sano cuando alcanza el bienestar corporal, posee plenitud y capacidad mental, y se considera feliz. También forma parte de la salud la ausencia de dolor o enfermedad.

Enfermedad
Alteración más o menos grave de la salud. Comprende la imposibilidad para desempeñar las labores habituales, disfrutar de la vida e incapacidad para curarse por sí mismo. Las enfermedades son totalmente individuales, pues ninguna persona la siente o padece del mismo modo, ni le dura el mismo tiempo, y ni si quiera se recupera igual al resto. Es un concepto tan personal

que por ello sigue vigente la frase de: "No hay enfermedades, sino enfermos".

Vitalidad

La ausencia de enfermedad no implica necesariamente un buen estado de salud, pues la vitalidad, la esencia de la vida, debe formar parte de nuestro potencial para sobrevivir. La vitalidad gobierna toda nuestra existencia y condiciona el carácter, permitiéndonos recuperar rápidamente el equilibrio perdido.

Síntomas

Son nuestro médico interno, nuestro consejero más preciado y a quien debemos prestar atención. Más valioso que el chequeo o el diagnóstico, los síntomas son la manifestación más precisa de nuestro estado real de salud. Las personas nos sentimos enfermos mucho antes de que un médico nos confirme nuestra enfermedad, y nuestro estado emocional responde con la misma rapidez en presencia de enfermedad. En homeopatía los síntomas lo son todo, pues sobre ellos se actúa.

Clasificación de los síntomas:

Pueden ser subjetivos, como es el caso del dolor, variando en intensidad y alteraciones emocionales, u objetivos que, además, son apreciables por el médico o solamente por él, como es el color de la piel, las secreciones, la forma de moverse, la función cardiaca, etc.

Localización

Pueden ser generales, que afecten al tono vital, a la energía, como ocurre en caso de fiebre, sueño intenso, cansancio, sudores o pérdida del apetito.
Locales y que no repercutan en el estado general del cuerpo o al menos no lo alteren simultáneamente como consecuencia de tener un órgano enfermo.
Y psíquicos, como son los trastornos de la conducta, del juicio o de la efectividad.

Frecuencia

Hay una serie de trastornos muy comunes como son el insomnio, los dolores en general o las cefaleas, que se presentan en multitud de pacientes y enfermedades, mientras que otros solamente acompañan y van unidos invariablemente a enfermedades concretas, como es el caso del exantema del sarampión o la ictericia en la hepatitis, los cuales son una prueba inequívoca en el diagnóstico.

Etiológicos

Nos ayudan a identificar la causa y origen de la enfermedad y en ellos debemos buscar las influencias del clima (seco, húmedo), las alimentarias (escasa, abundante, correcta o incorrecta), las tóxicas (drogas, alcohol, medicamentos), y las psíquicas (a causa de un problema emocional intenso o prolongado). También son importantes las características genéticas que condicionan al individuo y el desarrollo de ciertas enfermedades, y las posibles causas traumáticas, ya sean recientes o antiguas, leves o graves.

Psíquicos

Hay que investigar su condición intelectual y cultural que pueda influir en el desarrollo de enfermedades concretas (hipocondríacos, por ejemplo), si es persona de fobias, manías o ideas fijas, así como si tiene con frecuencia ataques de celos o cólera desproporcionada. En este aspecto, lo más importante a evaluar es saber si los síntomas emocionales aparecieron con la enfermedad o son característicos del individuo.

Característicos

Cuando un síntoma se agrava en determinada circunstancia, como puede ser con la lluvia, el invierno o el sol.

Peculiares

Que se agudizan en circunstancias poco comunes.

Raros

Cuando se dan en pocos individuos.

LA VALORACIÓN DE LOS SÍNTOMAS

Lo más importante es considerar al enfermo como un caso único, distinto a todos los demás, de la misma manera que sabemos que cada ser humano posee unas huellas dactilares únicas e invariables con el paso de los años. Por tanto, la enfermedad que le hace padecer no es igual a la de otro individuo y el tratamiento deberá ser totalmente individualizado. Un dato curioso de la homeopatía que nos encontraremos con frecuencia en este manual, es que un mismo remedio puede servir para enfermedades totalmente dispares y esto se debe al producto en sí, el cual es capaz de generar multitud de efectos.

Hasta tal punto la homeopatía es unipersonal que incluso en una enfermedad epidémica que afecte a todos los miembros de una familia, el tratamiento debe ser totalmente diferente en cada persona. Una gastroenteritis por ingerir una comida en mal estado, por ejemplo, y que afecte a toda una familia deberá ser curada con productos homeopáticos diferentes, dosificaciones diferentes y hasta con normas dietéticas diferentes. Cualquier parecido con una terapia convencional es imposible.

Es muy importante no etiquetar las enfermedades ni dar por hecho de que todos los enfermos tienen síntomas y soluciones similares, ya que puede ocurrir que en casos como una depresión a un enfermo le apetezca comer todo el día y a otro no probar bocado.

Otras valoraciones en la sintomatología

El factor tiempo es igualmente importante y debemos considerar si:

- Es crónico o no
- Si se declara todos los días, horas o aleatoriamente.
- En qué momento del día es más molesto o más intenso.
- Si existe una hora, nocturna o diurna, más intensa que otra.
- Si es cíclico, como un cronómetro, o irregular.
- Si comienza y termina siempre igual o si empieza fuerte y va disminuyendo, o viceversa.

En cuanto al factor clima deberemos tener en cuenta las variaciones que se puedan producir según:

- Las diferentes estaciones.
- La temperatura.
- La presencia del sol o la luna.
- La humedad o sequedad del ambiente.
- La presencia de fenómenos meteorológicos como la nieve o el viento.
- Si se agrava o mejora con el aire libre o estando encerrado.
- Y si se modifica con baños calientes o fríos.

Después deberemos investigar cómo le afecta la posición de su cuerpo:

- Estando en pie, sentado, tumbado o doblado.
- Si está acostado, si los síntomas se modifican según esté apoyado sobre el lado derecho, izquierdo o en posición supina o prona. También debemos saber qué ocurre si se apoya sobre el lado del dolor.
- A continuación estudiaremos lo que ocurre al moverse, ya sea de manera rápida, lenta, al levantarse, sentarse, coger pesos o realizar trabajos habituales.

Sobre las comidas:

- Lo más importante no es el tipo de comida sino saber si los dolores se modifican antes o después de comer.
- Si cambian durante la comida.
- Si le afectan los alimentos y bebidas fríos o calientes.
- Cómo tolera los helados, el alcohol y los picantes.

Sobre las excreciones:

- Qué ocurre antes, durante y después.
- Si se realizan con facilidad o dificultad.
- Su aspecto y olor.

Su carácter:

- Es importante saber cómo le afecta a su enfermedad los disgustos y las penas.
- Cómo encaja las contradicciones, los contratiempos y las contrariedades imprevistas.
- Si su enfermedad se agrava con la cólera.
- Si mejora con el consuelo o la conversación.

Es importante valorar bien estos datos, mucho más si en cualquiera de las circunstancias analizadas no solamente la enfermedad cambia sino que aparecen nuevos síntomas añadidos. Por ejemplo, urticarias, mareos, vómitos o jaquecas.

DIFERENTES TIPOS DE INDIVIDUOS

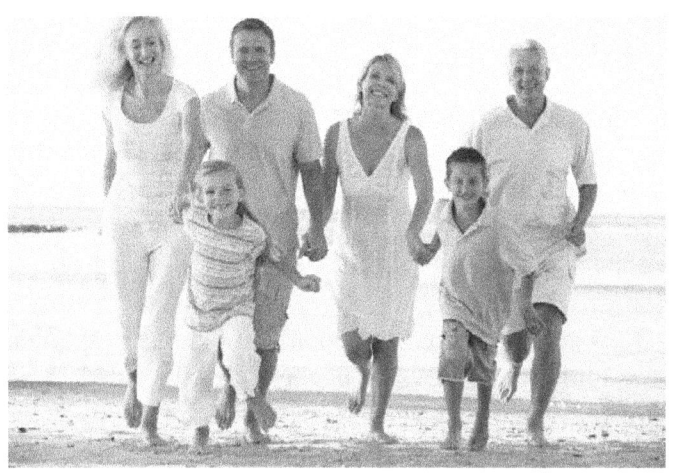

La larga experiencia de la homeopatía fue lo que permitió demostrar que hay individuos que desarrollan más enfermedades que otros, o al menos que estas enfermedades les afectan con más frecuencia y gravedad. Todos ellos tienen en común una especial sensibilidad a ciertos componentes homeopáticos y hasta su carácter y físico es muy similar. Aunque la medicina oficial ya realizó diversos estudios sobre el carácter de las personas con relación a su constitución, las conclusiones nunca fueron aceptadas por todos y no llegaron a establecer una relación entre físico, carácter, enfermedades y sensibilidad a ciertos compuestos.

Tipo uno:

Sulfúrico

Aunque en apariencia son personas alegres, en su interior esconden una gran angustia hacia la muerte, les preocupa el alma, y tienen aversión hacia su trabajo. Suelen ser hipocondríacos y quisquillosos, demostrando con facilidad sus manías religiosas y su irritabilidad.

Poco cuidadosos con su ropa y aspecto, su afición a los dulces les lleva a padecer problemas de piel muy diversos, entre los que no faltan el mal olor corporal, los picores y los sarpullidos.

Son propensos, además, al enfisema, la peritonitis, la ascitis, la miopía, las congestiones venosas y arteriales, teniendo, además, como nota común unos labios fuertemente rojos.

Tipo dos:

Natrium Muriaticum

Externamente corresponden al denominado "tipo pera", anchos de cintura para abajo y estrechos en los hombros, zona que no logran aumentar ni siquiera comiendo mucho. Es como si la comida solamente se asimilara en la zona de abajo, quizá a causa de problemas metabólicos.

Su obsesión por equilibrar la figura les lleva a padecer avitaminosis y desmineralizaciones y a causa de ello suelen tener problemas de piel y mucosas, con atrofias, piel grasa y brillante, y fisuras en los labios.

Padecen sed intensa crónica, necesitan tomar alimentos salados y se concentran tanto en sus problemas que acaban tristes y de llanto fácil.

Tipo tres:

Sepia

Son personas morenas, de piel mate con círculos oscuros alrededor de los ojos negros, su aspecto es de personas abatidas, tristes, y en su piel aparecen con frecuencia manchas pardas o vascularizadas. Su labio inferior es más grueso que el superior, suelen tener los párpados caídos y fuertes bolsas en el inferior al llegar a la edad madura, siendo normal que padezcan problemas hepáticos.

Tipo cuatro:

Silícea

Son niños con una gran frente, agitados y frioleros, con tendencia a la desmineralización y a los sudores fuertes en los pies. Se muestran tímidos, cerebralmente activos y sus uñas tienen abundantes manchas blancas.

SOBRE SU CONSTITUCIÓN

Además de estas caracterizaciones, El Dr. Grauvolg encontró que existía una relación entre el aspecto morfológico de las personas y algunas enfermedades, quizá relacionado con los estados bioquímicos. Basándose en ello encontró tres diferenciaciones a las que llamó Oxigenoides, hidrogenoides y carbo-nitrogenoides.

Otro experto, El Dr. Nebel, encontró en sus experimentos que aquellas personas que reaccionaban a la calcárea carbónica, fosfórica y fluorica, tenían unas características externas iguales y una susceptibilidad a padecer las mismas enfermedades.

Estas conclusiones las tomó como válidas El Dr. Barnard y consideró que se debían a características genéticas, embrionarias, las cuales afectaban especialmente a la piel.

La clasificación quedó finalmente así:

Constitución carbónica:
O Brevilínea

Son personas de talla inferior a la media, aunque de peso alto, con manos cortas y cuadradas, teniendo una cara casi cuadrada, incluida la mandíbula.

Sus dientes cuadrados tienen tendencia prematura a las caries, aunque suelen estar firmemente afianzados en las encías.

Aunque globalmente tienen una apariencia sólida, su elasticidad es mediocre y sus andares, por tanto, algo bruscos.

Parecen de carácter pausado, pero son lentos de reacción y algo violentos. Esto les lleva a padecer hipertensión arterial, exceso de colesterol, lo que unido a su tendencia a la pereza y a la pasividad les hace ser candidatos a la obesidad, la gota y las litiasis renales.

Como contrapartida son ordenados, metódicos y aplicados en su trabajo, aunque su terquedad les impide progresar adecuadamente.

Les sientan mal la humedad, son frioleros y es normal que padezcan pronto artrosis y verrugas grandes.

Constitución sulfúrica:
O Normolínea

Son personas de aspecto agradable, de talla y peso medio, y que cuentan con un buen desarrollo de todo su organismo. Con dientes en perfecto desarrollo, aunque con brazos poco elásticos, su carácter es afable, alegre, optimista y con gran confianza en sí mismos.

En el aspecto negativo hay que destacar su facilidad para la irritación, su excesiva confianza en si mismos y su hiperactividad laboral que agota más a quienes les rodea que a ellos mismos.

Las enfermedades se le declaran repentinamente, de manera abrupta y aguda, y están muy centradas en el aparato digestivo y en la hipertensión.

Su salud mejora sensiblemente en invierno, con el frío.

Constitución fosfórica:
O Longuilínea

Nos encontramos con personas altas, atléticas, de cara triangular, amplia frente, y manos largas y huesudas. No tienen tendencia a engordar, les es muy fácil mantenerse en el peso idóneo, pero al mismo tiempo no son personas fuertes. Su tendencia a la desmineralización y su poca resistencia al frío, les hace padecer con frecuencia enfermedades invernales.

Impacientes, poco ordenados y con reacciones vivas, se agotan con facilidad, incluso mentalmente. Su inclinación al desorden es más un problema físico, de fortaleza, que de carácter ya que si cuentan con alguien que les ayude es posible que mantengan las cosas en su sitio.

Encontraremos a estas personas con facilidad entre los hipertiroideos, los jóvenes con fuerte acné y en los miopes tempranos.

PREDISPOSICIÓN A PADECER ENFERMEDADES

La tendencia de los seres vivos a padecer enfermedades se la denomina "Psora", mientras que si se trata de enfermedades crónicas se habla de "Miasmas". En el mismo sentido y coincidiendo con la medicina china en el concepto del Yin y el Yang, se encontró que si existía un exceso o un defecto se "Psora" se caía en la enfermedad.

La primera crítica que se hizo hacia la medicina química no fue precisamente su toxicidad o yatrogenia, sino el que no fuera capaz de evitar las recaídas. Si bien podían curar o mitigar la mayoría de las enfermedades, no podían evitar que la persona enfermara de nuevo de ese mismo mal; todo lo más que podían hacer era detectar de nuevo las enfermedades, pero no evitar que se recayera ni que entrara en una fase crónica.

Lo verdaderamente curioso de estos estudios sobre predisposición a las enfermedades, era que los diferentes grupos de personas analizados no solamente desarrollaban casi todos la misma enfermedad sino un grupo de ellas.

Los cuatro tipos

Psora

El tipo **PSORA** tiene tendencia a la parasitosis, a las enfermedades alérgicas (especialmente de vías respiratorias) y a las infecciones del aparato urinario y digestivo.

Sus enfermedades son de aparición periódica, alternándose entre ellas y las afecciones cutáneas. Son de tipo crónico y la convalecencia de las agudas es larga.

Responde bien a la administración de Nux Vomica, Lycopodium, Sulfur, Calcárea Carbónica, Graphites y Psorinum.

Sicosis

La predisposición **SICOSIS** es un modo que se caracteriza por las afecciones de piel benignas como los quistes, los papilomas, los fibromas, las verrugas o los condilomas, de aparición lenta pero progresiva.

Son personas con facilidad para retenciones hidrosalinas como la celulitis, o los edemas, de temperamento depresivo, síntomas todos que se agravan con la humedad y el frío.

Responden bien a la administración de Silicea, Causticum, Thuya y Medorrhinum.

Tuberculismo

El **TUBERCULISMO** consiste en la facilidad con la que varían los síntomas, no entran en su fase crónica e incluso se modifican o desaparecen en el momento de llegar a la consulta médica. Tienen facilidad para adelgazar y padecer avitaminosis, lo mismo que para coger enfermedades del aparato respiratorio y venoso. Su hipersensibilidad nerviosa les hace padecer angustia y ansiedad con frecuencia.

Su medicación adecuada base es el Phosphorus, Natrium muriaticum, Tuberculinum y Pulsatilla.

Luesis

El **LUESIS** es un modo reaccional que consiste en un desarrollo asimétrico de músculos y huesos, en la aparición de inflamaciones que se concentran en las vísceras y el tejido vascular, estando afectados con frecuencia el sistema nervioso (es frecuente la esclerosis), las articulaciones, el sistema linfático y la piel. Todo ello comporta un temperamento psíquico muy alterado que le hace presa de numerosas patologías mentales.

Sus remedios adecuados son Luesinum, Kalium bichromicum, Argentum nitricum y Mercurius solubilis.

REMEDIOS HOMEOPÁTICOS

Se denominan remedios homeopáticos a aquellos compuestos que se utilizan para el tratamiento de los enfermos. En este sentido y aunque en sus comienzos los remedios utilizados eran muy pocos, en la actualidad se aplican los principios de la homeopatía a cientos de sustancias con un resultado exactamente valioso. Las plantas medicinales (tóxicas o inocuas), los compuestos químicos, los oligoelementos y la organoterapia, entre otros, se utilizan ya en todo el mundo con eficacia y sin efectos secundarios, abriendo así un abanico mucho más amplio al concepto de las diluciones homeopáticas.

Lo importante para que una sustancia farmacológicamente activa se convierta en un producto homeopático es aplicar la LEY DE SIMILITUD según la terapia del Dr. Hahnemann. Las preparaciones homeopáticas constituyen la base del tratamiento y éstas pueden proceder de:

- Vegetales
- Minerales
- Animales

Vegetal

La materia prima está formada por la planta entera, sus hojas, flores o raíces, ya sea silvestre o cultivada. La denominada cepa homeopática se elabora a partir de la tintura madre (TM), la cual se prepara según normas mundiales de la farmacopea.

La extracción alcohólica se efectúa dejando macerar la planta fresca o las partes de interés medicinal en alcohol de graduación adecuada durante un período no inferior a tres semanas. Para determinar con exactitud la cantidad de planta fresca necesaria nos valemos del residuo seco. Para llegar a éste se selecciona, limpia y corta la planta elegida, y se la deseca mediante calentamiento hasta lograr el "residuo seco".

La relación que exista entre el "residuo seco" y la droga fresca introducida en alcohol en una proporción de 1:10, será la cifra que tomaremos como referencia.

Por ejemplo: planta fresca 50 gramos, residuo seco 4 gramos, tintura madre resultante 40 gramos.

Tras un período de 21 días de maceración y previa decantación de la materia resultante, se filtra el sobrante líquido y los residuos que quedan en el fondo se prensan con 100 kg/cm2, filtrándose de nuevo el líquido resultante.

Se mezclan entonces los dos líquidos obtenidos, se dejan reposar otras 48 horas y después de un nuevo filtrado ya tenemos la Tintura Madre preparada.

La graduación alcohólica comúnmente utilizada es de 65°, aunque es bastante habitual el que se parta de graduaciones más bajas, al menos para lograr los preparados homeopáticos.

Una vez obtenida la suficiente cantidad de TM se conserva en un recipiente cerrado, en lugar fresco y oscuro, utilizándose inexcusablemente el cristal como recipiente. Al tratarse de una sustancia viva y no de un compuesto inorgánico, las tinturas no deben emplearse después de cinco años desde su preparación.

Aunque en la actualidad muchos laboratorios ya no emplean el alcohol como método extractivo de las sustancias activas, el grueso de las experiencias homeopáticas se han realizado con la base alcohólica y a ellas nos referimos.

Las plantas medicinales, sean tóxicas o inocuas, deben ser cultivadas en un medio natural, alejado de las poblaciones, sin emplear abonos químicos y utilizando si es posible solamente agua de lluvia o de manantial. La recogida se hará según las normas universales de la farmacopea, teniendo muy en cuenta el clima, el terreno, la temperatura y la hora del día. Desde el momento de la recogida hasta que se empieza a utilizar en el laboratorio, no deben pasar más de 48 horas, ya que a partir de ese momento la planta fresca sufre un proceso de degradación muy importante.

No obstante y si por necesidades económicas o por no disponer de plantaciones situadas en las proximidades, se requiere el empleo de la planta seca deberemos estar seguros de su procedencia, su transporte, cuándo fue recogida y cómo se realizó la recolección.

Si tenemos que emplear plantas exóticas lo mejor es tratar de cultivarlas en nuestro país, evitando los laboriosos embarques desde el país de origen. Si no podemos hacerlo deberemos emplear solamente plantas secas.

Mineral

El origen de los productos químicos o minerales es tan amplio que no existen normas muy estrictas sobre ellos, aunque se deja bien claro que deben ser componentes plenamente definidos, sin mezclas a ser posible, aunque en estos casos hay que asegurarse que la proporción entre los componentes sea siempre la misma.

Los componentes minerales deben ser en lo posible de origen natural y no obtenidos en laboratorio y solamente en casos extremos se utilizarán compuestos químicos sintéticos lo más puros posible. Un ejemplo de ello lo tenemos en el Natrium Muriaticum, nombre químico de la sal marina en su estado natural, la cual nunca debe ser sustituida por el cloruro sódico químico. De hacerse así, lo más probable es que la formulación no surta efecto alguno y se piense que el defecto está en la homeopatía en si, no en la sustancia empleada erróneamente.

Ahora sabemos que sustancias que en estado natural (sal, sílice) son inactivas, poseen numerosos efectos curativos cuando son sometidas al proceso homeopático de la dinamización. Este efecto está descrito en la Ley de Arndt-Schultz, más conocida como hormesis. Esta ley indica que dosis altas de una sustancia pueden ser letales, dosis medias frenan las enfermedades, y dosis pequeñas son estimulantes.

Animal

Se pueden emplear animales enteros, partes de ellos o secreciones internas o externas. En este apartado también es bastante frecuente utilizar los exudados humanos para elaborar preparados homeopáticos.

Cuando se utiliza el animal entero sacrificado o una parte de él, la preparación se hace de manera similar a cuando se emplean plantas frescas, y si son las secreciones las empleadas directamente, se hace sin el previo sometimiento al alcohol.

La TM así obtenida corresponde a veinte veces el peso de la materia prima, la cual se deja macerar al menos tres semanas, agitando continuamente, para dejarla decantar unas horas y filtrarla. Después se deja reposar de nuevo dos días y una vez filtrado ya tenemos la TM dispuesta.

En relación con los animales empleados es obvio que cuando hablamos de animales enteros no nos referimos a los de consumo diario (vacas, pollos), sino a pequeños insectos como las hormigas o las abejas, los cuales se emplean enteros por lo imposible que sería extraer su veneno uno por uno.

Solamente en el caso de partes de animales, como puede ser la médula ósea, el hígado o el estómago, por ejemplo, se emplean los procedentes de mamíferos en especial, aunque también es posible utilizar pescados y moluscos.

Estas TM obtenidas se conservan igual que las demás y su caducidad es igualmente de cinco años.

Venenos

En homeopatía se trabaja mucho con venenos obtenidos no solamente de plantas, sino de animales como las serpientes y en estos casos lo normal es importar la materia prima de países con gran experiencia en la manipulación de estas sustancias, los cuales, además, cuentan con criaderos suficientemente abastecidos de reptiles o arácnidos.

Excipientes y formas de presentación

En cuanto a los excipientes, esto es, el vehículo en el cual se encuentra mezclada la materia prima, se dividen en dos grupos básicos: líquidos y sólidos.

Sólidos: Lactosa y Sacarosa.
Líquidos: Alcohol, agua destilada o glicerina.

Estos excipientes se consideran neutros y, por tanto, no pueden alterar la sustancia activa que contienen, aunque en este sentido parece ser que el agua destilada sigue siendo el vehículo idóneo. Su problema es la poca capacidad de conservar durante períodos dilatados, muy superados por el alcohol o la lactosa. Por eso y aún siendo la preparación más idónea y por supuesto inocua, el agua solamente se recomienda cuando al preparado va a ser consumido en los días inmediatos.

También es muy importante el uso del vidrio oscurecido como envase, el cual se lava cuidadosamente con agua del grifo varias veces, posteriormente con agua destilada, para terminar con el esterilizado en una estufa de 150° durante dos horas.

LAS DILUCIONES

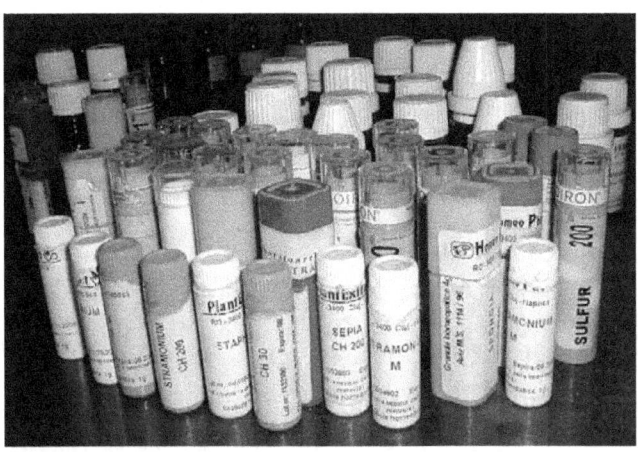

Y ahora entramos en el capitulo más apasionante de la homeopatía, el que le diferencia totalmente de la medicina química, y por ello el más criticado por los ignorantes.

Las diluciones homeopáticas no fueron establecidas con el fin de que los productos administrados no fueran tóxicos -motivo este suficientemente importante- sino con el fin de asegurar su efectividad. Lo que ocurre es que una cosa va unida a la otra, y junto a la total y absoluta carencia de toxicidad las diluciones homeopáticas son muy eficaces.

Otro dato curioso es que aquí, en la homeopatía, cuanta más diluida está una sustancia y, por tanto, menos presencia de ella podemos encontrar en el producto ingerido, más potente es, aunque ello no quiere decir más eficaz. Esto que puede parecer un contrasentido, mucho más si seguimos teniendo en cuenta los criterios de la medicina química, no lo es cuando comprendemos el "secreto" de las diluciones.

Como base de partida podemos tomar las siguientes leyes:

- Cuanta mayor sea la similitud entre los síntomas del enfermo y los efectos de la droga a emplear, más alta tiene que ser la dilución.
- Si la sintomatología se manifiesta de forma local, las diluciones deben ser bajas. Este es el caso del dolor, calor o tumefacción, el cual se cura bien con una concentración de apenas 5 CH.
- Si los trastornos son más generalizados emplearemos diluciones medias. Estos casos los encontraremos en aquellas enfermedades que cursan que fuerte sudor, sequedad de mucosas o en las amigdalitis intensas, trastornos que nos indican que podemos emplear una dilución a la 8 o 9 CH.
- Y si nos encontramos con problemas psíquicos o lesiones, utilizaremos dosis altas.

- Este ejemplo también nos sirve para aquellas enfermedades en las cuales existe una lesión del órgano afectado, como es el caso de la hepatitis, en la cual emplearemos una dilución de 15 o 30 CH de Phosphorus, el cual sabemos posee un efecto hepatotóxico a concentraciones normales.
- Una vez que los síntomas remiten no hay que continuar con ese mismo tratamiento.

Como es lógico y aquí nos acercamos a la medicina oficial, cuanto más grave es la enfermedad o el síntoma, mayor será la frecuencia de administración, sin que ello implique aumentar la dosis. Dosis grandes no tienen más efecto que las pequeñas ya que no se busca la presencia de la materia activa, sino su efecto, y este se logra con pequeñas cantidades.

Y en cuanto a las enfermedades crónicas o muy antiguas, lo normal es emplear diluciones altas con una frecuencia media, ya que ahora la sintomatología no suele ser muy intensa y el enfermo quizá la haya asimilado con el paso de los años. Diluciones de 30 o 60 CH son normales en la diabetes, el asma, las jaquecas crónicas y de 300 CH en las alergias al polen.

Otras enfermedades menos graves, pero no por ello menos molestas por su cronicidad, nos indican que la posología debe ser de una dosis semanal y una dilución alta. Solamente en aquellas enfermedades crónicas en las cuales sea necesario emplear un método de drenaje o depurativo, como pueden ser las enfermedades de piel o la litiasis, será conveniente emplear diluciones muy bajas, de apenas 5 CH o DH. La materia prima a emplear ya no debe ser tóxica sino totalmente inocua, como es el caso de las plantas medicinales, la organoterapia o los oligoelementos. Estos componentes, curiosamente, solamente funcionan con diluciones bajas y en muchos casos como Tintura Madre.

Datos de interés

1. Si después de seis dosis no hay mejora, cambie de remedio
2. No crea que todos los enfermos responden a la Homeopatía. Acuda a otro tipo de medicina si no encuentra buenos resultados.
3. Emplee la dosis mínima.
4. Si la administra demasiadas veces el remedio puede dejar de ser eficaz. No sea impaciente.
5. Es mejor alternar los remedios que insistir en uno en concreto.
6. Los casos urgentes pueden requerir la administración cada cinco minutos y espaciar según llegue la mejoría.
7. Hay que abandonar ese remedio concreto cuando desaparezcan los síntomas, pero se debe sustituir por otro.
8. La mejoría de la enfermedad se notará esencialmente de forma global, aunque el síntoma principal no haya remitido.

9. Hay que valorar adecuadamente el humor del enfermo, pues una chispa de alegría es siempre buena señal.

10. Puede combinar la homeopatía con otros remedios, preferentemente naturales.

Diferentes métodos de dilución

La proporción será siempre centesimal (CH) de 1:100, o decimal (DH) de 1:10, tanto si trabajemos con productos líquidos como sólidos, procedente de Tintura Madre (TM), producto químico o de naturaleza orgánica. La "potencia", pues, de la dilución, lo marca las siglas DH o CH, mientras que las agitaciones (sucusiones) suelen tener la cifra 100 como estándar, sin que mayor número aporte más ventajas o eficacia.

Diluciones centesimales

El procedimiento según las indicaciones hahnemanianas es muy sencillo:

Se disponen una serie de frascos de vidrio y de porciones del material inerte a emplear, en número exacto al grado de disolución que queremos obtener. En el primer frasco se introducen 99 partes del excipiente recomendado y una gota de tintura madre (o un grano de la sustancia sólida), con lo cual ya tenemos una relación de 1/100.

Se efectúan 100 agitaciones o sucusiones, y la dilución así obtenida será una 1 CH o primera dilución centesimal hahnemanniana.

Para pasar a potencias superiores, a la segunda por ejemplo, utilizaremos una gota del producto resultante anteriormente y le añadiremos 99 partes de líquido inerte, para realizar después las 100 sucusiones. Ya tenemos la potencia 2 CH, y así sucesivamente podremos obtener la potencia deseada.

Como es fácil de comprender, llega un momento en las disoluciones en que es imposible detectar la presencia de la materia prima y, sin embargo, su eficacia es incuestionable. A partir de la 4 CH ni siquiera los métodos de laboratorio más sofisticados son capaces de encontrar algo más que agua y alcohol. La inocuidad, por tanto, está garantizada.

Diluciones decimales

El procedimiento es el mismo que para las centesimales solamente que la materia a emplear se diluye en solamente 9 gotas de líquido, por lo cual la proporción es de 1/10. Las sucusiones, sin embargo, deben seguir siendo 100, ya que es así como se activa el producto.

En el caso de emplear gránulos o comprimidos como vehículo inerte, se realiza la dilución previamente en líquido en la proporción elegida (1:10 o 1:100) y se impregna el excipiente.

Otras formas comercializadas

Un método bastante introducido, más que nada por su coste reducido de elaboración, es el Korsakof el cual utiliza un frasco de vidrio de 15 ml de capacidad y cierre hermético, en donde se introducen 5 ml de Tintura Madre la cual permanece adherida a la pared del recipiente. Se agita 100 veces y se vacía hasta la última gota mediante aspiración o centrifugado.

En este recipiente ahora vacío se introducen 5 ml de excipiente, lo que representa ya las 99 partes necesarias para conseguir la proporción 1:100 (DK). Se agita de nuevo 100 veces y ya tenemos la primera dilución ahora llamada korsakoviana o 1 K; distinto nombre pero misma proporción.

Si queremos aumentar a la dilución siguiente, la 2 K, vaciaremos el frasco totalmente, introduciremos los 5 ml de excipiente, realizaremos las 100 sucusiones de rigor y ya tenemos la siguiente potencia.

No obstante y aunque el método parece válido, no es seguido por la mayoría de los laboratorios comerciales ya que no existe seguridad en su eficacia. El problema está en asegurar el vaciado completo del recipiente, en los tiempos de vaciado necesarios, en los materiales utilizados e incluso en el ambiente en que se trabaja. Ello no excluye totalmente el sistema de Korsakof, sino que debemos asegurarnos que el laboratorio que lo emplea cumple los requisitos necesarios para llevarlo a buen fin.

Si nos encontramos con diluciones siguiendo este método habrá que tener en cuenta que las potencias no siguen un paralelismo ya que, por ejemplo, una 4 DH equivale a una 6 K, una 5 CH a una 30 K y una 9 CH a una 1000 K.

Menos utilizadas por su complejidad están las diluciones 50 milesimales empleadas por Hahnemann y el método de flujo continuo.
En el primer caso se efectúan tres trituraciones centesimales sucesivas de la materia prima en lactosa, se toman 0,05 gramos de esta tercera trituración centesimal, la cual se incorpora a 500 gotas de líquido inerte. Las 500 gotas así obtenidas son el punto de partida para las siguientes diluciones centesimales.

Forma de administración

Para una mejor absorción de los principios activos se recomienda, en el caso de las preparaciones líquidas, echar las gotas necesarias - aproximadamente entre 5 y 30- directamente debajo de la lengua o, en su defecto, en una cucharilla metálica sin diluir en agua. Se mantiene la solución al menos un minuto sin tragar, ya que así se consigue que pase directamente a sangre a través de la mucosa perlingual, intensamente vascularizada.

Los **gránulos** es la forma de administración más idónea para los niños, ya que a su buen sabor dulce se une el que se vean obligados a mantenerlos en la boca al menos un minuto mientras los chupan; de esta manera, la absorción es total. Se suelen presentar en envases que contienen unos 80 gránulos de 4 gramos de peso, siendo normal tomar entre 3 a 5 gránulos cada vez.

Los **glóbulos** son pequeñas esferas constituidas por lactosa con una impregnación del 1%, conteniendo el envase unos 200 glóbulos de un gramo de peso.

Las **ampollas** son una solución muy extendida para asegurar la pureza del contenido y la dosificación exacta, presentándose con uno o dos ml de contenido y una graduación alcohólica del 15%.

En cuanto a las **cápsulas,** hay dos maneras de emplearlas: una, tragándolas y dejando que se absorba lentamente a su llegada al duodeno, o dos, abriéndolas y tomando directamente su contenido para que sea absorbida vía perlingual.

Sea cual sea la forma elegida es imprescindible guardar las siguientes precauciones:

1. No beber o chupar nada que contenga menta o café dos horas antes de la ingestión de un producto homeopático, ya que existe la creencia de que cierra los poros de la boca e impide la absorción de las sustancias medicinales. Esa

advertencia llega hasta el uso de dentífricos y chicles.

2. Tomar las dosis una hora antes de las comidas o dos horas después.
3. Dejarlas en la boca un minuto al menos. Si se traga por error hay que volver a tomar la dosis.

Muy divulgada es la presentación en forma de **pomada**, extraordinariamente tolerada incluso por la piel sensible, en la que se utilizan la vaselina o lanolina como excipiente en una proporción del 4%. También existen **colirios** con excipiente de agua destilada, **pasta de dientes,** y **supositorios** de glicerina como excipiente.

Últimamente hemos visto preparaciones en forma de **inyectables** subcutáneos en tratamientos de belleza, así como ya han salido al mercado los primeros cosméticos basados en homeopatía.

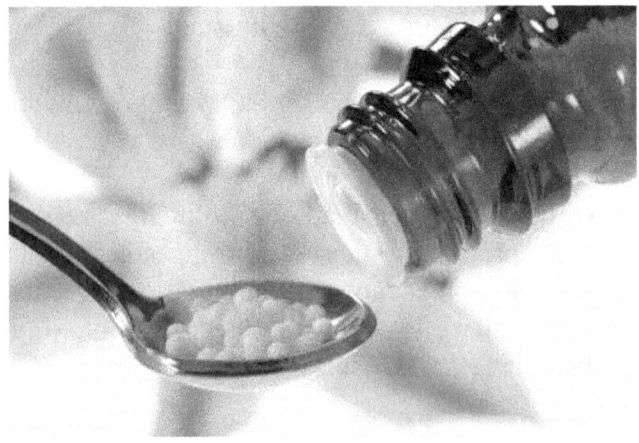

LOS POLICRESTOS

Son aquellos remedios, potencialmente tóxicos en su estado natural, pero que administrados en dosis homeopáticas son capaces de actuar eficazmente sobre una gran cantidad de órganos o sistemas. Se emplean siguiendo las leyes de la Similitud y su eficacia e inocuidad son muy altas, siendo prescritos ampliamente por todos los homeópatas del mundo. Se utilizan aisladamente o mezclándolos entre sí, aunque ahora se contemplarán solamente las formas individuales.

ACÓNITO
Aconitum Napellus

Patogenesia:
Hipertensión arterial con taquicardia, pulso lleno y duro, neuralgias del trigémino, inflamaciones generalizadas y sensación de angustia con miedo a morir. Se suele dar en personas fuertes, muy activas, las cuales presentan los síntomas después de un cambio repentino climático, especialmente a causa de una insolación, aunque también por una exposición al frío seco o al viento helado.

Características de la enfermedad:
Empeora a medianoche con el frío brusco y mejora si la persona comienza a sudar.
Los dolores son intensos, con angustia y suele haber sed intensa de líquidos fríos. La enfermedad

se declara bruscamente, es muy intensa y el enfermo está inquieto y tiene temor de morir. La piel está roja, sin sudor, hay escalofríos y fiebre alta de rápida aparición.

Los síntomas se agravan por la noche y en ambientes cálidos.

Tratamiento:

En todas las sintomatologías febriles (5 y 30 CH), en la amenorrea que se declara después de un enfriamiento (9 y 30 CH), en las neuralgias por frío (15 y 30 CH), y en la hipertensión arterial que hace pensar al enfermo que padece un infarto (9 CH). Es uno de los mejores remedios como antiinflamatorio, analgésico y detumescente.

También lo emplearemos a la 3 DH en: ciática, gota, síntomas reumáticos, tos espasmódica, asma, amigdalitis y laringitis, así como en las secuelas de hemiplejia.

Otras aplicaciones:

Susto o shock intenso, pesadez en la frente y fiebre después de un susto, estornudos y abundancia de mucosidad muy lúcida nasal, dificultad al tragar, garganta seca y ardiendo, tos dolorosa que mejora ala costarse de lado y en ocasiones expectoración con sangre, hipersensibilidad al ruido e incluso dolor de oídos intenso,, pesadillas, sueño inquieto, dolores al orinar, miedo al muerte.

En resumen:

Afecciones que cursan con o a causa del miedo. Dolores intensos y que aparecen bruscamente.

ANTIMONIUM ARSENICOSUM
Antimonio arseniado

Patogenesia:
Afecta al hígado, sistema nervioso central, piel y mucosas.

Características de la enfermedad:
Hay inquietud, piel azulada acompañada de tos intensa, asma bronquial y estasis sanguínea. Otros síntomas incluyen embotamiento, vértigo, somnolencia, pesadez de los párpados, estertores en la tráquea, sudoración fría y en ocasiones vómitos, opresión en el estómago, meteorismo y deseos de consumir alimentos ácidos.
Mejora al incorporarse en la cama y empeora en las habitaciones calientes y con humedad.

Tratamiento:
Se emplea en las afecciones de vías respiratorias bajas, en las bronquitis asmática por alergias y la disnea. Cuando exista gran acumulación de mucosidad que no expectora, sudores fríos, somnolencia, apatía y deseos de soledad.

El **Antimonium crudum** *(antimonio negro)* es adecuado en los trastornos digestivos, la dermatitis crónica, afecciones de las uñas, verrugas, gangrena de los pies y las grietas en la piel.

El **Antimonium sulfuratum aurantiacum** *(sulfuro de antimonio)* en las inflamaciones crónicas de las vías respiratorias, especialmente aquellas que cursan con gran mucosidad.

El **Antimonium tartaricum** *(Tartrato de antimonio)* es eficaz en las inflamaciones de las vías respiratorias inferiores que cursan con fiebre, en el asma y la diseña paroxística, y la insuficiencia circulatoria. En la tos sonora e incluso cuando coexiste con vómitos, y cuando hay dolor o imposibilidad para tragar. El sudor es abundante, frío, y el rostro está pálido.

APIS
Apis mellifera
Abeja entera macerada en alcohol

Patogenesia:
Picadura que escuece fuertemente y produce bruscamente un eritema, el cual mejora si se aplica frío local.
Afecta al sistema nervioso central, meninges, piel, mucosas, riñones, corazón, ojos, amígdalas y ovarios.

Características de la enfermedad:
El edema se puede declarar en cualquier mucosa o estar generalizado, pudiendo afectar incluso al riñón y producir nefritis edematosa. Los dolores son punzantes que empeoran con el calor y mejoran

con el frío. Puede haber fiebre y la piel estar indistintamente seca o húmeda.

Existe inquietud y gran actividad, edemas, carencia de sed, intolerancia al calor, deseos de enfriamiento con agua o compresas frías y los dolores son punzantes. Empeoran por la tarde, en los ambientes calientes o al tocarles, y mejoran con el aire fresco y el los baños o abluciones con agua fría. Hay aversión a las bebidas, especialmente el agua y los zumos de frutas.

Tratamiento:

La posología se debe administrar cada media hora o cada diez minutos si el caso es agudo, siendo la potencia de 7 a 15 CH. En la medida en que mejora la enfermedad se conserva la potencia pero se espacia la frecuencia.

Podemos tratar una gran cantidad de enfermedades cutáneas como la urticaria, las quemaduras de sol y las picaduras de insectos y cualquier otra enfermedad cutánea que mejore con el frío.

Es útil en enfermedades oculares como la conjuntivitis o la queratitis, en las anginas con edema de glotis, en los derrames pleurales, en las paperas y las meningitis, en la nefritis aguda, albuminuria y de manera general en cualquier edema que no curse con sed.

Su eficacia en casos iguales o similares que necesiten la aplicación urgente de un corticoide es muy alta, aunque la eficacia es pasajera y se impone tener preparado el remedio definitivo.

Otras aplicaciones:
Miedo tras un susto, ojos hinchados, lagrimeo, dolores del oído externo con punzadas, dolor al tragar, dolor punzante al orinar, herpes zoster, urticaria alérgica con enrojecimiento, dolores articulares ardientes que empeoran con el calor, fiebre sin sed con una parte del cuerpo caliente y otra fría, prostatitis y sarampión.

En resumen:
Picaduras de insectos, alergias, hinchazones bruscas y dolores punzantes. Todos mejoran con la aplicación de frío.

ARGENTUM NITRICUM
Nitrato de plata

Patogenesia:
Produce inflamación de mucosas que pueden llegar a ulcerarse si se localizan en la garganta, el aparato digestivo o los genitales. A nivel general provoca temblores, convulsiones, astenia intensa, pérdida de coordinación e incluso parálisis.
El nitrato de plata se obtiene disolviendo plata en ácido nítrico, lo mismo que para fabricar placas fotográficas.

Características de la enfermedad:
Se localiza preferentemente en la cabeza la cual se siente como abultada o con una astilla imaginaria clavada. Empeora con el trabajo intelectual, el calor y la ingestión de dulces, los cuales le perjudican

bastante. La persona se puede encontrar ansiosa, agitada, muy envejecida, llegando a adelgazar. Su abatimiento es muy fuerte, siente miedo a estar con gente y aunque la altura le da miedo siente impulsos de tirarse al vacío.

Mejora apretándose la zona dolorida, en compañía y con aire fresco. Hay ojos rojos, frío y temblores, excitabilidad, falta de confianza, diarreas nerviosas y claustrofobia.

Tratamiento:
La dilución aconsejada es de 6 a 30 CH tres veces al día o en problemas nerviosos basta con una dosis al día o semanal.

Podemos tratar todas las alteraciones del carácter que cursen con fobias, vértigo, nerviosismo o miedo a relacionarse. También es eficaz en amigdalitis, conjuntivitis, sensación de tener algo clavado en la garganta, trastornos digestivos como aerofagia, úlcera gástrica, diarreas o enteritis, así como en metritis e inflamaciones ginecológicas.

Otras aplicaciones:
Hiperactividad infantil, con miedo a los exámenes. Pánico a salir en público (en ocasiones se declara una afonía brusca) y terror a que algo va a salir muy mal, con consecuencias graves. En la sensación de tener la cabeza apretada en una mordaza, con ojos doloridos y cansados, en ocasiones hinchados y con pus matutina que impide abrir los párpados.

En afecciones del aparato digestivo con dolor punzante que posteriormente se extiende, y que empeora al tomar alimentos calientes, con abdomen hinchado y eructos incontrolables. Hay alternancias de diarres y estreñimiento.

En resumen:
Afecciones centradas especialmente en el aparato digestivo o la garganta ocasionadas por miedo o tensión nerviosa.

ÁRNICA
Arnica montana

Patogenesia:
Fiebre con astenia acompañada de agujetas y dolores musculares, así como moratones y púrpuras. La acción se extiende al tejido conectivo, vasos sanguíneos, corazón, estómago, piel e intestinos.

Características de la enfermedad:
El cuerpo entero está dolorido y se agrava al menor contacto y especialmente con las sacudidas, siendo habitual el que no se soporte la cama por parecer demasiado dura. Mejora con el reposo y acostado con la cabeza baja. Se agrava con cualquier movimiento o vibración y el enfermo no soporta que se le toque o manifiesta un intenso miedo al médico y sus manipulaciones.

Tratamiento:
Es eficaz en cualquier clase de traumatismo, en los postoperatorios, después del parto, en la fatiga del

deportista y después de cualquier trabajo intenso. Mejora la congestión sanguínea de la cara y la nariz, especialmente si el cuerpo permanece frío, cuando se tienen escalofríos y deseos intensos de beber, así como en las afonías de los cantores después de un gran esfuerzo con la voz. En estos casos es normal encontrarse con un sujeto a quien le huele el aliento y sus heces son fétidas. También lo utilizaremos en la trombosis, las parálisis, los espasmos arteriales, la arteriosclerosis, el infarto de miocardio y la tosferina. Igualmente en la ciática, varices, apoplejía, hemorragias de la retina y los abscesos purulentos.

En los traumatismos antiguos bastará con una dosis semanal a la 30 CH, mientras que en los casos agudos emplearemos la 15 CH.

Otras aplicaciones:
Shock o trauma psíquico, con el rostro caliente y los miembros fríos. En hemorragias nasales, después de intervenciones dentales o quirúrgicas, en el sarampión, dolor de espalda y posparto.

En resumen:
Traumatismos en general, inflaciones y miedo al contacto físico.

ARSENICUM ALBUM
Anhídrido arsenioso
Acidum Arsenicum anhydricum

Patogenesia:

69

Es un potente veneno que provoca, entre otros males:

Lesiones del sistema nervioso con convulsiones y parálisis progresiva con fuertes calambres. Irritación que conduce a la necrosis en mucosas digestivas, respiratorias o genitales. Afecciones del aparato circulatorio con gangrena, hemorragias y anemia, al mismo tiempo que se lesiona la médula gris. Hay una pérdida progresiva de las funciones vitales con adelgazamiento, astenia y anemia, mientras que la piel aparece escamosa y seca.

Características de la enfermedad:

Nos encontramos con una persona delgada, pálida, con el rostro demacrado, con arrugas y edemas en los párpados inferiores. Los niños, meticulosos y ordenados, son frioleros, frágiles, se atemorizan con facilidad y tienen miedo a la soledad y la noche. Adultos y niños sufren con frecuencia episodios de agitación y depresión, a lo que se suma la debilidad, los deseos de tumbarse, la ansiedad y el miedo a la muerte.

Mejoran con el calor, cambiando de posición y con las comidas y bebidas calientes, salvo en los casos agudos en los que prefieren las bebidas frías. No les gusta la carne, padecen sed fuerte que se mitiga bebiendo pequeñas cantidades repetidas y tienen sensaciones diversas de quemaduras, empeorando generalmente entre la una y las tres de la mañana.

Tratamiento:
Los casos leves se solucionan con una dosis diaria a la 7-15 CH, reservando las diluciones altas para emplearla una vez a la semana o al mes.
Eficaz en las infecciones graves que cursan con hipersensibilidad al frío y con dolores que mejoran con el calor. También en infecciones intestinales, urinarias, vaginales, así como en el asma, la coriza nocturna, las dermatosis crónicas, la psoriasis y las neuralgias.

El **Arsenicum iodatum** *(yoduro de arsénico)* se emplea en la tuberculosis pulmonar, derrames pleurales, exantemas pruriginosos, erupciones escamosas del cuero cabelludo, psoriasis, acné o vaginitis.
El individuo sensible se siente débil, suda por las noches y adelgaza.

Otras aplicaciones:
Nariz tapada con mucosidad que duele al expulsarse. Garganta dolorosa y con sensación de intenso calor. Tos seca que mejora al incorporarse, dolor de estómago que mejora al tomar leche caliente con azúcar o con aplicación local de calor. Problemas digestivos durante los viajes, deposiciones verdosas fétidas, urticarias, retención de orina, calor interno pero piel fría.

En resumen:

Enfermedades que se alivian con el calor y que empeoran entre la 1 y las 2 de la madrugada. Personas hipersensibles, preocupadas por la muerte, con dolores internos que cursan con calor y mejoran en compañía.

BARYTA CARBONICA
Carbonato de bario
Barium carbonicum

Patogenesia:
Provoca degeneración general sobre las amígdalas, la próstata, las paredes arteriales y en niños afecta al desarrollo físico e intelectual. Actúa sobre los vasos sanguíneos, el corazón, las glándulas, el sistema linfático y la piel.

Características de la enfermedad:
En niños hay retraso escolar, hipertrofia amigdalar de repetición, vientre abultado, hipersensibilidad al frío y suelen ser tímidos y no les gustan los extraños. En adultos aparecen síntomas de esclerosis con demencia y comportamiento infantil. Ambos empeoran con el frío, la humedad y los cambios de tiempo.
Hay falta de memoria, insomnio, tumefacción de los ganglios linfáticos, palpitaciones, vértigos y otorrea.

Tratamiento:
Empleada en el retraso físico e intelectual (30 CH), en la amigdalitis sin supuración (9 CH), en la

hipertensión arterial, en la insuficiencia cerebral y en los adenomas de próstata (9 CH).

También en el corazón senil, la debilidad física en general, el cuero cabelludo tenso, los dolores de cervicales, ronquera y el prurito senil.

El *Barium chloratum* es adecuado en el corazón senil, trastornos de circulación periférica, en la hipertensión y en las inflamaciones del oído.

BELLADONA
Atropa belladonna

Patogenesia:
Produce aceleración del pulso, midriasis, sequedad de mucosas, fiebre y picores. Después, delirio con alucinaciones, decaimiento, parálisis, coma y muerte. Actúa sobre el sistema parasimpático, las mucosas, los nervios periféricos, las meninges, los ojos, las vías respiratorias superiores, la piel y las glándulas endocrinas.

Características de la enfermedad:
La aparición es brusca, imprevista, normalmente en infecciones. Hay fiebre alta, sudores, cara roja y congestionada, dolores de cabeza con agitación y hasta convulsiones. También palpitaciones,, especialmente en la cabeza, escalofríos, sequedad de mucosas, dificultad para tragar, pupilas dilatadas, dolores cólicos que mejoran al inclinarse hacia atrás.

Aparecen afonía, sequedad de garganta, tos seca, anginas y calores intensos. Empeoran con la luz, el ruido, el aire frío y mejoran con el reposo en cama. La menstruación es abundante y de mal olor.

Tratamiento:
Es muy eficaz en amigdalitis, faringitis y escarlatina, especialmente si hay fiebre alta, rubor y dolor (5 CH cada hora). En cualquier proceso febril intenso, especialmente si hay calambres y convulsiones (8 CH). También en la menstruación prolongada e intensa y las inflamaciones uterinas.

Otras aplicaciones:
Dolor de cabeza pulsátil y especialmente durante las enfermedades con fiebre o después de la exposición al sol. Fotofobia, conjuntivitis sin lagrimeo, dolores del oído derecho que se extiende al rostro. Garganta seca con dolor al tragar y amigdalitis del lado derecho. Espasmos por fiebre, con pesadillas. Enfermedades eruptivas infantiles

En resumen:
Cualquier brote de calor o enrojecimiento, sea interno o externo, preferentemente del lado derecho, de aparición brusca e intensa.

BRYONIA ALBA
Nueza dioica

Patogenesia:
Produce una gran sequedad a nivel general, incluido el aparato digestivo, lo que genera una intensa sed. Los trastornos pueden llegar a afectar

al tejido pleural, el peritoneo, el tejido cardíaco y las bolsas sinoviales.

Características de la enfermedad:
Normalmente se declara en individuos atléticos, agresivos, de tez morena y que toleran mal el calor. Los síntomas empeoran con el movimiento y hasta con el roce, con dolores agudos, punzantes y que se agudizan con el calor. Hay una gran sed y necesidad imperiosa de beber, mejorando la enfermedad con el reposo, el frío y el sudor. También existe malhumor, cefaleas, tos irritativa seca, gusto amargo, lengua saburral, opresión en el estómago con sensación de tener un objeto duro, dolores costales, meteorismo y sensación de calor en las articulaciones.

Tratamiento:
Se empleará en cualquier estado patológico que produzca sed intensa, fiebres intermitentes y que se agrave con el movimiento, especialmente en la artritis reumatoide, las cefaleas frontales, las articulaciones doloridas, las punzadas de costado, las pleuritis y pleuresías, así como las afecciones del aparato respiratorio que impliquen tos seca dolorosa y dolores en el esternón.
También es útil en los problemas digestivos que cursan con fiebre, náuseas, vómitos y diarreas, si se agravan con el movimiento y mejoran con el reposo. Igualmente en las afecciones hepáticas, dolores punzantes en el esternón y tórax, inflamaciones pleurales y tos gripal.

En las mujeres es de gran ayuda en las mastitis y los senos dolorosos a la presión.

Otras aplicaciones:
Dolores de cabeza que abarcan desde la frente a la parte posterior y que comienza por la mañana. Suele mejorar al cerrar los ojos y con la quietud, aunque el rostro suele enrojecerse y el cabello estar sensible al tacto. En los ojos llorosos, la tos seca que acaba en vómitos, las punzadas en el pecho y síntomas similares ala gripe.

Hay sabor amargo, lengua blanca, vómitos de bilis, abdomen hinchado y aversión a la carne. El dolor abdominal es intenso, ardiente, no soporta la presión y puede alternarse el estreñimiento con la diarrea.

En resumen:
Enfermedades que mejoran con el reposo, el silencio y al aire libre, y se desarrollan después de un enfriamiento.

CALCÁREA CARBÓNICA
Calcárea Ostreica
Calcium carbonicum a partir de la concha de ostra

Patogenesia:
Provoca deformaciones en el tejido óseo e inflamación sobre los ganglios linfáticos, los cuales tienen tendencia a supurar. Hay un aumento de pólipos nasales y vaginales, además de

congestiones en la cabeza y los pulmones. Los pies fríos y la anemia son también otras acciones. Actúa sobre las paratiroideas, las gónadas, ganglios linfáticos y los músculos.

Características de la enfermedad:
Es muy frecuente en bebés gordos, de abdomen voluminoso, con fontanelas abiertas, piel blanca y retraso en la dentición. Son apáticos, de aspecto rubio y ojos azules, muy sensibles al frío y con gran apetito que les provoca vómitos con frecuencia. Tienen eccemas en el pelo y escoceduras rebeldes en las nalgas.

Cuando llegan a adultos son muy anchos, de pequeña estatura, obesos y aunque metódicos y ordenados se aburren con facilidad. Frecuentemente son testarudos, con predisposición a la epilepsia, con trastornos del crecimiento, de pequeños padecen costra láctea, erupciones cutáneas, fístulas, úlceras y dolor de espalda.

Suelen tener frío interno crónico, los pies húmedos, horror al frío, apetencia por comer cosas raras, incluso tierra, no les gusta la carne y toleran mal la leche.

Les afecta especialmente el frío, trabajar en lugares húmedos, el cansancio físico y, curiosamente, la luna llena. Mejoran con el tiempo seco y les gusta comer helados, huevos, leche y dulces fríos. Niños que mordisquean frecuentemente los lápices y tizas.

Tratamiento:
De aplicación en niños que padezcan problemas de garganta, otitis, bronquitis, trastornos del crecimiento y eczemas. En el raquitismo, espasmos infantiles, tuberculosis cutánea, sudores en la cabeza, heces ácidas, vómitos ácidos, menstruaciones prolongadas y abundantes y tumefacción de los ganglios linfáticos.

En los adultos obesos, especialmente si padecen gota, diabetes, hipertensión, pólipos, migrañas y/o artrosis.

La **CALCAREA FLUORICA (Calcium fluoratum, *fluoruro de calcio*)** se emplea en los trastornos de útero, trompas y ovarios, la caries, las hemorroides dolorosas y los tumores de mama. También en las estrías, piel marchita y varices. Está presente en la superficie de los huesos, las fibras elásticas de la piel, los músculos y los vasos sanguíneos.

Los síntomas incluyen nariz tapada, mucosidad en los oídos, dolor de espalda que empeora al moverse y que se alivia al continuar y debilidad general.

La **CALCAREA PHOSPHORICA (Calcium hypophosphorosum, *dihidrogenofosfato de calcio*)** en la tuberculosis pulmonar y cutánea, la sudoración nocturna y las inflamaciones de la córnea. Es un buen remedio para los niños descontentos, los que tienen dolores de crecimiento y cambios de humor. También para el amor no correspondido, y para los bebés que no toleran la leche, en la debilidad infantil, problemas del crecimiento, raquitismo, dolores óseos, fracturas óseas y cefalea infantil.

Se encuentra en el plasma, la saliva, dientes, tejido conjuntivo y jugos gástricos.

Hay dolores de estómago al comer, abdomen flojo, diarreas verdes, cuello rígido por corrientes de aire, entumecimiento, deseos de alimentos salados, aunque se aborrecen la leche, fruta y helados.

El **CALCIUM IODATUM** *(yoduro de calcio)* en la hipertrofia tiroidea, inflamación de los ganglios linfáticos, amigdalitis y faringitis crónica, y la supuración ósea.

La **CALCAREA SULFURICUM (Calcium sulfuricum**, *sulfato de calcio*) en amigdalitis supuradas, abscesos, queratitis, nefritis y fístulas. Cuando exista mucosidad espesa, incluso acompañada de sangre, en el acné, eczema varicoso, abscesos supurantes, ojos con supuración y dolor de cabeza por la congestión.

Los enfermos suelen ser perezosos, ansiosos y llorones.

Se encuentra en el hígado, sangre y tejido conjuntivo.

Otras aplicaciones:
Mucosidad nasal amarillenta, con hinchazón del labio superior y amígdalas hipertrofiadas. Tos seca

nocturna, mal sabor de boca, intolerancia a la leche, frío en el cuerpo y sudores nocturnos. Pesadillas, problemas dentarios en los niños pequeños, grietas del pezón en las mujeres y caspa o castras de leche en los niños.

En resumen:
Niños asustadizos, con tendencia al sobrepeso, que sudan de noche por la frente y nuca, y problemas con la dentición.

CANTHARIS
Cantárida

Patogenesia:
Se prepara con el insecto pulverizado que contiene cantaridina. Actúa sobre las gónadas, tracto gastrointestinal y sistema nervioso, ocasionando lesiones renales, hemorragias, úlceras e inflamaciones.

Características de la enfermedad:
Inflamaciones renales, de vejiga o uretra, con retención de orina y dolores espasmódicos. Hay leucorrea, dolor al orinar, inflamación de la próstata y del glande y con frecuencia pleuritis, dermatitis y pericarditis.

Tratamiento:
Inflamación de las vías urinarias, especialmente cuando curse con ardor y fuerte dolor. Gastralgias acompañadas de debilidad, diarreas con moco y

sangre. Faringitis. Los síntomas empeoran al beber y con la micción.

Otras aplicaciones:
Cistitis con orina escasa, de color rojo y dolor al orinar. Prurito vulvar, quemaduras dolorosas, orquitis.

En resumen:
Afecciones de vías urinarias y genitales con dolor intenso manifestadas de forma brusca

CAUSTICUM
Bisulfato de Potasio y Cal apagada destilada

Patogenesia:
Provoca debilidad general con parálisis en cara, laringe y esfínteres, extendiéndose después al resto.

Características de la enfermedad:
Se da en individuos delgados, mayores, tristes, con articulaciones rígidas y sensibles al frío. Si se trata de niños suelen llorar con facilidad, tienen miedo a la noche y no quieren acostarse solos. Los síntomas se agravan de madrugada y mejoran con el calor de la cama.
Suelen orinarse sin darse cuenta y hacen sus necesidades mejor en pie.
Al levantarse suelen tener la garganta seca y enrojecida y se alivian al beber agua fría, aunque mantienen una ligera tos seca, especialmente en tiempo frío. Mejoran en un ambiente húmedo y

caliente, padecen verrugas con facilidad y sus heridas o quemaduras cicatrizas lentamente.

Tienen dolores en los músculos, padecen estreñimiento y su piel es sumamente frágil. Hay inquietud general, sensibilidad al frío con abundante sudor, sensación de entumecimiento, descenso de los párpados, vértigo con ansiedad y debilidad, así como un deseo intenso de consumir alimentos salados, aunque con aversión a los dulces.

Tratamiento:
Se aplicará con preferencia en los trastornos que cursen con parálisis, en la incontinencia de orina y en los problemas cutáneos, urinarios y respiratorios de origen neurológico.

Otras aplicaciones:
Visión borrosa, con lagrimeo, fotofobia y sensación de arenilla en los párpados. Necesidad de tragar algo inexistente, con picores y ronquera tenaz. Tos que origina pérdida de orina y aunque se siente deseos de orinar la expulsión es muy pequeña y con dolor. Prostatitis y dolor testicular.

En resumen:
Dolor ardiente con sensación de estar en carne viva la parte afectada. Neuralgias por frío, mejoría con calor y alivio con un poco de movimiento.

CHAMOMILLA
Manzanilla, Matricaria chamomilla

Patogenesia:
Actúa sobre el sistema nervioso, piel, órganos genitales, sistema respiratorio, estómago y útero.

Características de la enfermedad:
Hay una sensibilidad alta al dolor en general, la cual no tiene relación directa con la gravedad del mal. La persona se vuelve colérica, caprichosa y tiene problemas digestivos frecuentes.

El adulto afectado se vuelve intolerante, muy sensible y le sienta especialmente mal el café o los excitantes. Con su enfermedad se vuelve grosero y su desesperación le conduce al insomnio, mal que se le agudiza por su afán de beber café. Padece dolores fuertes, especialmente al llegar la noche y se le agudiza con el calor.

Los niños son caprichosos, lloran por todo, tiran cuanto se les ofrece y padecen fuertes dolencias cuando le salen los dientes.

Existe impaciencia, irritabilidad, trastornos de la personalidad, melancolía e hipersensibilidad al dolor. Son frecuentes la sed, la coloración de una de las mejillas, el cosquilleo en la garganta, el sabor amargo, la tumefacción de las amígdalas, la sordera y el dolor de oídos y los cólicos, diarreas verdosas y las menstruaciones dolorosas.

Los síntomas mejoran con el calor y el movimiento.

Tratamiento:
En los dolores de encías se utilizarán gránulos cada cuarto de hora, lo mismo que si tiene una rabieta fuerte. Si tiene fiebre o diarreas la dosis es tres o cuatro veces al día. En los trastornos del carácter, tanto en niños como en adultos, bastará una dosis tres veces por semana, mientras que si se trata de dolores fuertes se puede dar cada hora, hasta que desaparezcan.

Es adecuada en los dolores paroxísticos de la cabeza, la tos seca y la ronquera de los resfriados, la opresión torácica o gástrica y las heridas que cicatrizan mal.

Otras aplicaciones:
Dolor de muelas después de beber líquidos fríos, sensibilidad extrema a la música rock y al ruido, dolores gástricos después de un enfado violento, mejillas enrojecidas con sudor, diarrea maloliente, frío en el cuerpo pero cara ardiente, insomnio producido por el café, sarampión, niños hiperactivos, dolores del parto intenso y que originan agresividad, pezones inflamados.

En resumen:
Mal humor, agresividad, carácter inquieto, hipersensibilidad al ruido o a los dolores. Dolores de dientes en los niños pequeños.

CHINA OFFICINALIS
Corteza de la Quina
Cinchona succirubra

Patogenesia:
Produce hipotensión, dolor de cabeza, zumbidos de oídos, hipoacusia, y alteraciones en el sentido del tacto, el sabor, el oído y la luz. Finalmente, debilitamiento cardiaco y colapso, con destrucción de leucocitos, eritrocitos y plaquetas.

Características de la enfermedad:
Los trastornos de oído van unidos a hemorragias diversas, visión borrosa, debilidad general, dolor en el cuero cabelludo y gran distensión estomacal.
El gusto es amargo, hay anorexia, intolerancia a la leche y a la fruta, diarrea y fuerte debilidad. Empeoran con las corrientes de aire y mejoran con el calor. Hay fiebre que oscila durante el día, palidez amarillenta, sudoración, debilidad, ansiedad, falta de ánimo, cefaleas y somnolencia. También dolores faciales, permanencia de los alimentos prolongada, gases, diarreas después de comer, vértigos y depresiones.

Tratamiento:
En casos agudos se administrará la dosis cada seis horas e incluso cada diez minutos si hay hemorragias. Se tratarán el meteorismo, las diarreas indoloras y la convalecencia de enfermedades con fiebre. En las inflamaciones de la mucosa gástrica, pérdidas de sangre, convalecencia de enfermedades,

enflaquecimiento de brazos y piernas, dolores que se agravan con el contacto y neuralgias faciales.

Otras aplicaciones:
Dolores punzantes que van de un lado a otro de la cabeza, con sensaciones extrañas en el cerebro, y el cuerpo cabelludo muy sensible. Mal sabor a la mayoría de los alimentos y sensación de plenitud gástrica nada más empezar a comer. Intolerancia a la fruta y diarreas de color marrón que pueden contener sangre. Sudor nocturno y enfermedades febriles con alternancia de frío y calor.

En resumen:
Enfermedades que mejoran con el calor, el silencio y el reposo.

COCCULUS
Coca de Levante
Anamirta Cocculus

Patogenesia:
Es un tóxico espasmógeno con acción en el tronco encefálico. Actúa sobre el sistema nervioso central, el sistema simpático, los nervios periféricos, el tracto gastrointestinal y el útero.

Características de la enfermedad:
Debilidad con agitación, agotamiento, depresión profunda, meteorismo, cólicos, hormigueo en las manos, vómitos al levantar la cabeza, sensación de

vacío y síntomas que van de un lado a otro del cuerpo.

Tratamiento:
Especialmente vértigos, mareos en viajes, vómitos incontrolados y lipotimias por cambios posturales. También en cosquilleos en manos y pies, sordera por cambio de presión, zumbidos de ido y migrañas por cambio de altitud. Igualmente en migrañas, convulsiones epilépticas, parálisis parciales y menstruaciones dolorosas. Todos los síntomas empeoran en los viajes y al aire libre, aunque mejoran tumbados o sentados.

Otras aplicaciones:
Debilidad extrema, con sudores fríos y sensación de mareo o no poder andar en línea recta. Estrés emocional intenso con desarreglo de todo el organismo.

En resumen:
Afecciones gástricas que cursan con náuseas y vómitos. Vértigos y mareos en los viajes.

DULCAMARA
Solanum dulcamara

Patogenesia:
Actúa sobre la vejiga, riñones, vías respiratorias, piel, sistema nervioso central y músculos.

Características de la enfermedad:

Hay irritación renal, úlceras bucales, inquietud, delirio, saliva viscosa, estornudos secos, y accesos de cólera. Se dan igualmente cólicos, vómitos y diarreas acuosas, síntomas que se agravan con la humedad, el frío y que mejoran con el calor.

Tratamiento:
Se emplea para el reumatismo ocasionado por humedad o frío, lo mismo que para las afecciones de las vías urinarias. Es eficaz en la orina turbia y de intenso olor, en el herpes, el eccema húmedo y en la diarrea estival.

GELSEMIUM
Gelsemium sempervirens

Patogenesia:
Actúa sobre los músculos oculares, el corazón, los órganos sexuales femeninos y el tracto intestinal.

Características de la enfermedad:
Hay cansancio general, dolor occipital, fiebre con escalofríos, sensación de calor en la cabeza y cara, intensa cefalea y dilatación de la pupila, síntomas que se agravan con el calor, el sol, el miedo y el tabaco, aunque mejoran orinando. Habitualmente se dan trastornos visuales, dilatación de la pupila, estrabismo y caída del párpado superior.

Tratamiento:
Se emplea en gripes, cefaleas paroxísticas, estrabismo, miopía progresiva, parálisis del

músculo ocular y neuralgias en la parte posterior de la cabeza. También en meningitis, histerias, menstruaciones dolorosas y parálisis de las extremidades. Tiene efectos antipiréticos y tranquilizantes.

Otras aplicaciones:
Ancianidad por algo que está al llegar, lo que ocasiona desarreglos gástricos. Sensación de llevar una cinta apretada en la frente, con ojos hinchados, alteraciones en la visión y pupilas dilatadas. Destilación acuosa nasal en los meses de verano, con estornudos matutinos y sensación de cuerpo extraño en la garganta. Erupciones cutáneas que prurito.

En resumen:
Afecciones gripales que cursan con dolor de cabeza, de aparición lenta y que empeora con el calor del sol.

GRAPHITES
Carbón mineral

Patogenesia:
Altera las funciones genitales de ambos sexos, disminuyendo la libido en el hombre. Hay erupciones eccematosas, flatulencia, hemorragias, sofocos, problemas venosos y anemia.

Características de la enfermedad:

Afecta principalmente a personas obesas, con abdomen hinchado, anémicos y mujeres con menopausia. Los sujetos tienen la piel seca, están tristes y hay frecuentes erupciones cutáneas a nivel de la oreja, párpados, genitales y cuero cabelludo. Son habituales las verrugas, el estreñimiento, las hemorroides, las fístulas anales y un aspecto pálido que indica anemia.

En la mujer se le retrasan las reglas, hay picores vulvares, y el hombre no llega al orgasmo aunque sienta placer sexual. Mejoran al pasear al aire libre y empeoran con el frío.

En las afecciones dérmicas se darán dos dosis al día durante dos meses, lo mismo que en los trastornos de la menopausia.

Tratamiento:

Es adecuada para el aumento en la secreción sebácea, la descamación de la piel, la psoriasis, alopecia, orzuelos y piel seca. También en los dolores umbilicales, el estreñimiento crónico y enfermedades del colon. En la piel áspera, las estrías, las costras en los párpados y pestañas, la leucorrea, las grietas del pezón, el abdomen abultado. Los síntomas mejoran al caminar al aire libre, con las bebidas calientes y al abrigarse y empeoran en los lugares ruidosos.

HEPAR SULFUR
Sulfuro de calcio

Patogenesia:
Hay una hipersensibilidad al dolor y al aire frío y se producen supuraciones con fuerte olor rancio, con inflamaciones en piel, mucosa respiratoria, laringe y amígdalas.
Se obtiene de la flor de azufre.

Características de la enfermedad:
Los enfermos están irritados, coléricos y su piel es extremadamente delicada al tacto y al frío. Suelen declararse forúnculos, úlceras y eczemas, así como nariz obstruida, laringitis, hipertrofia de amígdalas y adenopatías cervicales. Extremadamente frioleros, sensibles psíquicamente, con ataques de rabia, hipocondríacos, se ofenden con facilidad y están ansiosos por las noches.
Les apetece el vinagre y el calor, empeorando con las bebidas frías y las corrientes de aire. Hay hipersensibilidad al dolor, decaimiento, mal humor, tristeza, dolores punzantes, sensación de tener una astilla en la garganta, dolor de hambre, imposibilidad de llevar cinturón, tos seca, crepitación en el oído.

Tratamiento:
En los problemas de garganta se administrará cada seis horas a la 9 CH
La misma dilución es adecuada en otitis y supuraciones agudas, empleando las dosis de 5 CH

solamente para favorecer la supuración en caso necesario. Posteriormente se seguirá con la dosis altas que reabsorberán los exudados.

También es adecuada en las sinusitis, amigdalitis supuradas, pielonefritis, conjuntivitis, edemas, inflamaciones de los párpados y de la conjuntiva. En el mal olor corporal y en general, en los problemas de piel crónicos y recurrentes.

Otras aplicaciones:
Dolor de cabeza en el lado derecho y la base de la nariz, especialmente causado por el viento frío. Dolor de oídos que se alivia con el calor, sensación de tener una astilla clavada en la garganta con ronquera y amigdalitis y que se alivia al tomar líquidos calientes. Úlceras cutáneas y ampollas muy sensibles al tacto, y fiebre ligera con mucho sudor.

En resumen:
Afecciones de piel en general, con mal olor, sudor y erupciones, que se alivian con el calor.

IGNATIA AMARA
Haba de San Ignacio

Patogenesia:
Hay una gran sensibilidad a los problemas, la cual abarca a todos los órganos, así como espasmos y disfunciones orgánicas en general. De las semillas maduras se extrae la estricnina.

Características de la enfermedad:
Predominan las alteraciones emocionales como tristeza, aprensión, llanto, suspiros y cambios de humor que terminan en cólera. La emotividad alterada genera intolerancia a los olores, el dolor y las contrariedades. Hay bulimia, tos espasmódica que no cesa, dolor de garganta al comer, náuseas, dolor de cabeza, tics faciales y de párpados. Tendencia a la auto-recriminación, a la contradicción en su comportamiento y a los rasgos histéricos. Sus dolores de cabeza y náuseas mejoran al inclinarse, tiene sensación de un cuerpo extraño en la garganta, manifiesta sentir un clavo en su cabeza que desaparece al orinar, y suelen acusar hemorroides punzantes.
Empeoran hacia media mañana y sienten una gran debilidad, no necesitando consuelo aunque sí distracciones y calor. Afecta más a las mujeres de pelo oscuro y a los niños.

Tratamiento:
Es adecuado sobre todo en los problemas emocionales que produzcan tensión, deseos contradictorios, conflictos familiares o laborales, así como en aquellos que generen angustia en el sujeto. Es eficaz en los problemas depresivos intensos, en los cuales suele bastar con una dosis semanal a la 30 CH y en las crisis de histeria y angustia en la que se administrará una dosis por la mañana a la 9 CH.

Puede ser adecuado en las depresiones, melancolía, migrañas punzantes, úlceras gastroduodenales, contracciones uterinas y hemorroides.

IPECACUANA
Raíz de Uragoga ipecacuanha
Cephaelis ipecacuanha

Patogenesia:
Alteraciones en la mucosa del aparato digestivo con vómitos, diarreas y náuseas. Hay inflamaciones respiratorias con disnea, asma, tos espasmódica e incluso vómitos de sangre.

Características de la enfermedad:
La tos suele ir acompañada de náuseas y vómitos, es agobiante y en las crisis la cara se pone cianótica, declarándose, además, una fuerte disnea con expulsiones de sangre en los accesos de tos. Los trastornos se acompañan con abundante salivación, vómitos al comer con sensación de asco, cólicos, ausencia de sed y expulsión de flemas.
Los síntomas se agravan por la tarde y noche, y hay transpiración en la frente, náuseas, diarreas fermentativas, intolerancia a las grasas, a la fruta y a los helados, lagrimeo intenso y fotofobia.

Tratamiento:
La posología es de dos a cinco veces al día en las náuseas de embarazada, las diarreas, las indigestiones y las heces hemorrágicas.

También se empleará en la tos que produzca vómitos, en las bronquitis, el asma y la tosferina grave, así como en la fiebre del heno, cefaleas paroxísticas, disentería y conjuntivitis.

KALIUM BICHROMICUM
Bicromato Potásico

Patogenesia:
Afecta a la piel provocando erupciones y ulceraciones profundas, a las vías respiratorias superiores, y a las articulaciones. Se obtiene a partir del mineral de cromo.

Características de la enfermedad:
Se da en personas gruesas y se declara de manera brusca en forma de dolores punzantes, cambiantes y de forma periódica. Hay aftas bucales, alteraciones del paladar, sensación de tener algo en la lengua, acidez gástrica con sensación de plenitud, alternándose con diarreas y gastralgias.

Mejora con el calor y empeora de madrugada, especialmente con frío y con el movimiento.

También hay problemas reumáticos, ciática, dolores en los talones y es normal que aparezcan erupciones muy intensas, pápulas y costras en los niños, así como diversos tipos de ulceraciones. A nivel respiratorio hay coriza, moco espeso que forma costras y tos violenta de madrugada.

Tratamiento:
Es eficaz en las patologías de vías respiratorias altas, incluida la amigdalitis, en las lumbalgias, ciática y tendinitis, en las afecciones de piel que cursen con eczemas, úlceras y varicosas, así como en los trastornos de la mujer tipo leucorrea o metritis.
En las úlceras gástricas y las gastralgias se administrará la dosis antes de las comidas.

El **Kalium bromatum** *(bromuro de potasio)* se empleará en los estado maníaco-depresivos, la epilepsia, ataxias, diseña paroxística, impotencia, asma y exceso de secreción grasa.

El **Kalium carbonicum** *(carbonato de potasio)* en el agotamiento posinfeccioso, los edemas, amenorreas, dispepsia, incontinencia urinaria y ciática.

El **Kalium chloratum** *(cloruro de potasio)* en las afecciones de oído, conjuntivitis, inflamación de los ganglios linfáticos, derrames sinoviales, alteraciones del ojo y conjuntiva, infecciones por Cándida, mucosidad viscosa blanca, leucorrea y neumonía.

El **Kalium phosphoricum** *(dihidrogenofosfato de potasio)* en el agotamiento, el insomnio nervioso, depresiones, alteraciones mentales y problemas gástricos nerviosos. Es una sal que fortalece el organismo y los nervios, siendo adecuado para la pereza, la hiperactividad mental, el insomnio y la depresión, así como para el sonambulismo y los terrores nocturnos.

En todas las enfermedades con excitación, preocupación, en el estrés, los miedos, la irritabilidad y la aversión a estar en compañía. En la espalda dolorida, los dolores de la nuca, la sensación de vacío en el estómago y las irregularidades en el período. Suelen ser personas que sudan mucho y que empeoran tras los esfuerzos, mejorando con el calor, el descanso y la alimentación.

El **Kalium sulfuricum** *(sulfato de potasio)* en las otitis, bronquitis, laringitis, nefritis y leucorreas. Se encuentra en las capas externas de la piel y proporciona oxígeno a las células de la piel y las mucosas.

Es adecuado en la ansiedad, tristeza y ansiedad, en personas que padecen resfriados y tos con mucosidad, psoriasis y granos.

La piel suele estar amarillenta, hay sensaciones alternas de frío y calor, cansancio, síntomas que moran con el aire frío.

LACHESIS MUTUS
Veneno de serpiente surucucú

Patogenesia:
Su acción es preferentemente sobre el sistema nervioso provocando trastornos vasomotores, trastornos sensitivos, excitación seguida depresión, disminución de la función respiratoria y cardiaca, así como hemorragias con cianosis de piel y mucosas.

Características de la enfermedad:
La encontramos en personas obesas, con mejillas sanguíneas y que tienen un carácter muy cambiante en el que no faltan la desconfianza, los celos y la depresión. Son orgullosos, vengativos, vanidosos, desconfiados y sueñan frecuentemente con su muerte. No toleran la ropa ajustada, tienen la lengua seca, temblona, y padecen frecuentemente amigdalitis y faringitis. También se dan en personas delgadas, depresivas y agotadas.
Suelen ser grandes bebedores, padecen sinusitis, oleadas de calor en el rostro, dolores de cabeza, hipertensión arterial y varices o hemorroides. Son frecuentes también las úlceras cutáneas.
Las mujeres padecen frecuentes problemas en los ovarios, tienen reglas irregulares, dolorosas, aunque mejoran de sus molestias una vez que se declara el período.
Ambos empeoran con el calor, los días de sol y al despertar, mientras que mejoran al aire libre y con ambientes primaverales. No toleran los vestidos, el

contacto personal, pero gustan del movimiento y suelen ser locuaces.

Tratamiento:
Indicado en alcoholismo y sus secuelas de trastornos gástricos, así como en el coma etílico, en el cual se dará 30 CH cada seis horas. En flemones, amigdalitis, lesiones de los capilares, septicemia e hipertiroidismo.

En los trastornos del carácter, celos o envidias acusadas, se administrarán 15 CH una vez al día y en la menopausia y las dismenorreas, así como en los sofocos, las varices y las migrañas, 9 CH en días alternos.

LYCOPODIUM CLAVATUM
Pie de lobo

Patogenesia:
Actúa sobre la mayoría de las funciones y órganos humanos, especialmente hígado y vías respiratorias superiores.

Características de la enfermedad:
Se da en personas delgadas, de tórax poco desarrollado, con piernas delgadas y rostro envejecido. Suelen ser inteligentes, vivaces, anoréxicos, cerebralmente activos y con frecuentes dolores de cabeza. Su inteligencia ágil les hace ser malhumorados, autoritarios y despreciativos, aunque en el fondo no tienen confianza en sí

mismos. Se les considera antisociales, hipersensibles y con tendencia fácil al llanto y a la misantropía.

Les gustan los dulces y aunque tienen hambre enseguida se hartan con pocos bocados. Padecen frecuentemente hinchazón estomacal, malas digestiones, estreñimientos y dolores hepáticos.

Por la noche se les reseca la nariz, se les inflaman con frecuencia la amígdala derecha y su piel está arrugada y con el cabello gris prematuramente.

Les huele el sudor casi siempre, no soportan a su familia, especialmente a los niños, padecen con frecuencia arenillas renales, enuresis cuando son niños e impotencia de adultos. Las mujeres suelen tener la vagina reseca y con varices, mejorando ambos con el movimiento, el aire fresco y los alimentos calientes. Se sienten peor por la tarde, al levantarse y con el calor.

Tratamiento:

De aplicación en la litiasis renal, la prostatitis, la impotencia, falta de libido, la vaginitis, así como en la psoriasis, las úlceras duodenales, las afecciones hepato-biliares, la anorexia y el exceso de colesterol.

En los niños es muy eficaz en los vómitos por acetonemia y en la enuresis. También en varices, úlceras varicosas relacionadas con el hígado y tumefacción de ganglios linfáticos.

En los casos crónicos se dará una dosis cada quince días y en los demás una dosis de 5 CH al levantarse y al acostarse.

MERCURIUS
Metal de mercurio

Patogenesia:
Tóxico muy enérgico que produce, entre otros males: lesiones de la mucosa bucal con estomatitis, úlceras y encías blandas, lengua hinchada y saburral, sed intensa con sialorrea, parotiditis y fiebre con escalofríos y temblores.
También daña el sistema digestivo provocando vómitos y diarreas, el riñón produciendo hematurias, albuminuria y anuria, llegando a general un fallo renal total. Hay abundante sudoración, palidez, anemia, grandes úlceras y fetidez de aliento.

Características de la enfermedad:
La encontramos en personas débiles, sudorosas y que tienen excreciones irritantes, corrosivas y olorosas, al mismo tiempo que dolores punzantes en los huesos.
Empeoran con el sudor, por la noche y cuando hay temperaturas altas, teniendo asco a la carne. Le gusta la leche, el calor moderado y seco y padecen deseos incontrolables de orinar, aunque lo que expulsan es escaso y oscuro. Las mujeres padecen leucorrea y los hombres uretritis, y ambos aliento fétido, garganta enrojecida y expulsan heces verdosas.

Tratamiento:
En los problemas de garganta como amigdalitis, gingivitis, paperas y estomatitis, administrar 15 CH cuatro veces al día. En las afecciones urinarias y genitales la misma dosis a la 9 CH y en los trastornos emocionales bastará una dosis semanal a la 30 CH.

El **Mercurius iodatus** se empleará en las amigdalitis, inflamaciones de ovarios y trompas, exceso de saliva, dientes flojos, otitis, diarreas sanguinolentas, enuresis, inquietud, insomnio, sudoración excesiva nocturna, sensibilidad al frío y al lecho caliente y lengua saburral.

El **Mercurius solubilis** *(aminodonitrato de mercurio)* en la patología bucal en general, amigdalitis, otitis media, inflamaciones de ojos y párpados, inflamación de la cápsula sinovial y ovaritis.
Las personas son frioleras, débiles, inquietas, descontentas y suspicaces. Hay resfriados frecuentes, estornudos al exponerse al sol, dolor de oídos, dolores punzantes por las noches, lengua sucia, mal aliento, exceso de saliva y sed intensa.
Se empleará en los escalofríos, el exceso de sudor y cuando la enfermedad mejore con el reposo y el tiempo suave. Empeoran por la noche, con el calor de la cama, al tumbarse sobre el lado derecho, al sudar y con la humedad.

El **Mercurius corrosivus** *(cloruro de mercurio)* es adecuado en las inflamaciones e infecciones del intestino grueso, mucosa bucal, así como en la psicosis.

NATRIUM MURIATICUM
Sal marina sin refinar

Patogenesia:
Produce sequedad de mucosas, aumento del moco, deshidratación y dificulta la asimilación de los nutrientes. Hay debilidad, depresión y aspecto aceitoso de la piel.

Características de la enfermedad:
Nos encontramos con personas delgadas, de piel amarillenta, con acné en los jóvenes, con labios resecos y grietas en las comisuras labiales. La persona tiene buen apetito, mucha sed y cambia de humor con facilidad, eligiendo casi siempre la soledad como alternativa más cómoda. Suele estar triste, llora con facilidad, es melancólico y tiene frecuentes dolores de cabeza.

Se encuentra peor a orillas del mar, con el calor y a las diez de la mañana. Le gustan los alimentos salados y esto le genera sequedad de mucosas y sed muy fuerte.

Se decepciona sentimentalmente con facilidad, cae en depresiones rápidas, y con frecuencia su piel está marcada por verrugas, herpes y eczemas. Tiene la zona que rodea a las uñas despellejada y mejora con el aire libre. Tendencia al llanto, a la melancolía, la indiferencia por la familia y se encuentra frecuentemente cansado.

Existen estornudos crónicos con hemorragias nasales, inflamaciones articulares, pérdida del olfato y el gusto, enfermedades de las vías respiratorias superiores, urticarias, prurito en la palma de la mano, en el dorso y en la planta del pie y herpes labial.

Tratamiento:

Es eficaz en la astenia, adelgazamiento, las depresiones, los problemas escolares y las desilusiones sentimentales. También en las deshidrataciones, en el estreñimiento, las alergias primaverales, el asma y el dolor de cabeza por estudios. En las afecciones hepáticas e intestinales crónicas, la cefalea, tuberculosis cutánea, menstruaciones escasas, hipertiroidismo y ataques de gota con náuseas.

Remedio adecuado en las verrugas de las manos y el acné juvenil. La dosis puede bastar con 30 CH una vez por semana.

El **Natrium carbonicum** *(carbonato de sodio)* se aplicará en las cefaleas crónicas, afecciones nerviosas que empeoran con los cambios meteorológicos, inflamaciones de la parte inferior de la nariz y trastornos digestivos de origen nervioso.

El **Natrium choleinicum** *(coleinato de sodio)* en las afecciones intestinales crónicas que coinciden con afecciones hepáticas, la ictericia y la cirrosis hepática.

El **Natrium phosphoricum** *(monohidrogenofosfato)* en la insuficiencia digestiva, pirosis, acidez gástrica y dificultad en la digestión de carbohidratos. Se encuentra en todos los tejidos y controla la digestión de las grasas y los ácidos.

Hay agotamiento nervioso, apatía e indiferencia, nerviosismo por la noche, dolor de cabeza en la frente, acidez estomacal y tensión nerviosa. Se emplea en los cólicos de vesícula, eructos, lengua pastosa y amarillenta y picores en la piel.

El **Natrium sulfuricum** *(sulfato de sodio)* en las afecciones hepatobiliares, las diarreas hepáticas alternadas con estreñimiento y en la gota.

Es una sal imprescindible para el equilibrio hídrico del organismo, para la función renal y para eliminar el exceso de agua.

El cuadro incluye melancolía, tristeza, cansancio de vivir, sensibilidad al ruido y aversión a la luz. Se emplea en los dolores intensos de la parte superior de la cabeza, el vértigo, el sabor amargo en la boca, las ventosidades, la indigestión frecuente, el abdomen hinchado, el asma ruidosa, y cuando los síntomas empeoran con el tiempo húmedo y por la noche.

NUX VOMICA
Strychnos nux-vomica

Patogenesia:
Suele afectar a la sensibilidad a la luz, el ruido y el frío, y genera personas impacientes, irritables, coléricas cuando se les contradice, mucho más acentuadas en personas con responsabilidades laborales, hombres de negocios e impacientes crónicos.

Características de la enfermedad:
Hay una hipersensibilidad a casi todo, incluido los olores. Por ello el individuo afectado está casi siempre irascible, con deseos de polémica, de mal humor al despertarse y con sueño después de comer. Le sienta mal el café, el frío, el tabaco y los estimulantes, aunque los toma con frecuencia para aguantar la lucha diaria y solamente se sienten aliviados con el sueño, el cual es agitado y solamente es profundo casi al amanecer, cuando apenas le quedan unos minutos para levantarse.

Con lengua saburral, repugnancia por el pan y deseos de platos muy condimentados, se sienten incapaces de trabajar después de comer, a no ser que duerman una pequeña siesta. Todo ello les produce trastornos hepáticos, estreñimiento, hemorroides y estornudos frecuentes al levantarse. También padecen dolores lumbares y fiebres con escalofríos de naturaleza imprecisa.

La posología puede ser de la 5 CH en los casos locales y de la 30 CH en los casos emocionales.

Tratamiento:
Emociones intensas que ocasionan náuseas y vómitos o jaquecas. Inflamaciones del aparato digestivo, especialmente ocasionadas por el alcohol, estreñimiento pertinaz, hemorroides dolorosas, dismenorreas y ciática.

PHOSPHORUS
Fósforo blanco

Patogenesia:
Este compuesto afecta especialmente al hígado y en menor medida a los pulmones y riñones, aunque al final es el corazón el más sensible.

Características de la enfermedad:
Suele darse en personas de aspecto enfermizo, delgados, con abdomen pequeño, de piel pálida y muy sensibles a todas las notas discordantes. Son ansiosos, con miedo a la soledad, las tormentas y la muerte y por ello buscan desesperadamente compañía, aunque su pasión es tan fugaz como su entusiasmo. Tienen ansiedad por el futuro, tristeza, depresiones, hiperexcitabilidad y gran inquietud. Son frecuentes los trastornos visuales, la fotofobia y el lagrimeo, las encías sangran con facilidad, tos seca que se agudiza al hablar, ronquera, lengua blanca, meteorismo, fiebre con ausencia de sed y la

mayoría de los síntomas van acompañados por sensación de intenso calor.

Mejoran con el calor, el sueño y suelen tener las manos ardiendo, jaquecas, vértigos al llegar a la vejez, y es frecuente que tengan la mucosa faríngea en carne viva. Empeoran con el frío, acostados del lado izquierdo, al correr y con el trabajo intelectual, aliviándose sus dolores de cabeza al apretarse la frente con la mano fría.

Les gusta la sal, los alimentos fríos, tienen mucha sed y les repugna la carne, la leche y las ostras. Mejoran con el descanso, el sueño y el calor, aunque empeoran por las tardes y las noches.

Tratamiento:
Especialmente indicado en las afecciones hepáticas graves, incluida la cirrosis, con dosis de 15 CH en ayunas. También es adecuada en las hemorragias de cualquier tipo y localización, las quirúrgicas (también como prevención) y las metrorragias.

Eficaz en los problemas pulmonares con fiebre alta, en la tos seca sin expectoración, en las nefritis agudas, en la hipertensión arterial, los fallos cardíacos y los accidentes vasculares cerebrales.

Eficaz en la tuberculosis, el raquitismo, el hipertiroidismo y las caries, así como en las inflamaciones de los tendones, la descalcificación y las atrofias musculares después de accidentes.

En los vértigos de los ancianos emplearemos la 15 CH una vez a la semana, en la hipersensibilidad nerviosa la misma dosis y en las hemorragias una dosis cada seis horas a la 9 CH.

POUMON HISTAMINE
Pulmón e histamina

Características de la enfermedad:
Alergias que afectan especialmente a las vías respiratorias bajas, con asma nocturna.

PULSATILLA
Pulsatilla pratensis
Anémona pulsátil

Patogenesia:
Hay alteraciones en las mucosas y en el sistema venoso de las extremidades. Afecta a la hipófisis, útero, hígado, vesícula biliar, mucosas, vena porta y sistema venoso.

Características de la enfermedad:
Se da en personas rubias y de ojos azules que padecen con frecuencia estancamientos venosos en manos y pies. Tienen tendencia al llanto, aunque pasan de ese estado a la euforia. Son de carácter suave, resignados, aunque se sienten heridos con facilidad y buscan consuelo enseguida.
Les gusta el aire libre fresco, los alimentos naturales, así como moverse en el campo. Pierden con frecuencia el gusto y el olfato, tienen la nariz seca por la noche y húmeda por la mañana, la boca seca sin sed, dolores diversos con escalofríos que cambian con rapidez, mal sabor por las mañanas,

digestiones lentas, acidez gástrica y en la piel es frecuente los sabañones y las úlceras varicosas.

Empeoran con el calor, el reposo y comiendo tocino, mantequilla y otras grasas saturadas. Les apetece mucho el vinagre, los pepinillos y los platos fríos, lo que les produce frecuentemente diarreas.

No le gustan las relaciones de pareja a pesar de tener un fuerte deseo sexual y los varones es normal que tengan orquitis, mientras que las mujeres padecen amenorreas, leucorreas y flujo negro. Es frecuente en mujeres rubias, tímidas, dulces, hipersensibles y con tendencia a la depresión y al llanto, que son frioleras y se les adelanta la menstruación.

Tratamiento:

Podemos tratar los trastornos digestivos derivados del consumo de grasas animales y helados, las otitis purulentas, las corizas primaverales o crónicas, las varices y sabañones, así como las depresiones por falta de compañía familiar. También las orquitis producidas por las paperas y los trastornos de la menstruación que cursen con flujos anormales. Igualmente es eficaz en el infantilismo, la esterilidad, la menopausia, las afecciones hepatobiliares, la diarrea aguda con vómitos, los moratones y las inflamaciones de los párpados y conjuntiva.

RHUS TOXICODENDRON
Zumaque venenoso

Patogenesia:
Alteraciones fibrosas en tendones, ligamentos y aponeurosis que provocan rigideces. Hay edemas y erupciones, así como depresión nerviosa.

Características de la enfermedad:
Hay un entumecimiento general, con agujetas y sensación de rigidez que empeora con la humedad, el frío y la inmovilización. El dolor continúa unos minutos después de iniciado el movimiento y se agudiza en caso de esfuerzos musculares. Las ciáticas que aparecen son especialmente dolorosas en todo el recorrido del nervio, aunque también mejoran con el movimiento.

A nivel cutáneo aparecen unas pequeñas erupciones, transparentes, que no mejoran al rascarse. Hay ronquera, fiebre, sequedad de boca, sed muy intensa y diarreas con flemas y sangre. También excitabilidad del sistema nervioso, inquietud, depresión, angustia inexpresable por la tarde y la noche, deseos de llorar y gran temor por el futuro, síntomas que mejoran con el movimiento y el calor.

A nivel general se declaran escalofríos, tos seca, sudor, herpes bucal y un estado de estupor con agitación y dolores. Hay dolores reumáticos, de nuca y espalda, en tendones, lumbalgias, trastornos cardiacos y fiebre.

Tratamiento:
Dilución a la 9 CH varias veces al día en reumatismos, esguinces, luxaciones y fatiga muscular por excesos deportivos. También en los reumatismos inducidos por la humedad.

Trataremos también los problemas de piel como la dermatosis, el herpes, el acné y la conjuntivitis, así como la gripe y la fiebre tifoidea. Es eficaz en la tortícolis, neuralgias, vesículas en la piel, luxaciones y alteraciones del carácter que cursen con depresión y ansiedad.

SEPIA
Tinta de sepia

Patogenesia:
Acción sobre el sistema venoso, el hígado y el tejido conjuntivo.

Características de la enfermedad:
Se encuentra en mujeres delgadas, morenas, asténicas y con manchas en la cara. Son depresivas, hipocondríacas, no les gusta las relaciones sexuales, no se apasionan por nada y caen en la depresión y el llanto.

El coito les resulta doloroso por la sequedad vaginal, tienen retrasos menstruales, frecuentes ganas de orinar y deseos de tomar vinagre y platos de fuerte sabor. Mejoran con el ejercicio y teniendo las piernas en alto y se sienten mal al levantarse y al acostarse, así como en tiempo frío.

Padecen de dolores de espaldas, hinchazón abdominal, estreñimiento, hemorroides muy dolorosas, pesadez en bajo vientre y útero y es frecuente que tengan manchas en la cara, erupciones vesiculosas en boca y mentón y psoriasis.

Tratamiento:
Eficaz en las hepatopatías, el estreñimiento y las hemorroides, así como en los trastornos del período y la menopausia. En las manchas de piel emplearemos 5 CH dos veces al día, en la leucorrea irritativa 9 CH tres veces a la semana y en los problemas psíquicos 30 CH una vez a la semana.

SILICEA
Sílice

Patogenesia:
Afecta al desarrollo en general y al óseo en particular, al sistema nervioso y a los ganglios linfáticos. Es una sal tisular que se encuentra en la sangre, pelo, uñas y piel.

Características de la enfermedad:
Son personas delgadas, débiles, malnutridas y muy sensibles al frío, que tienen fragilidad capilar, manchas blancas en las uñas, sudor fuerte en los pies y poca fortaleza ligamentosa. Suelen ser niños de vientre abultado, con frente amplia, mirada vivaz y con ganglios linfáticos siempre abultados. Nerviosos, irritables, tímidos, miedosos y con poca

confianza en sí mismos, padecen crisis de ansiedad. Su crecimiento es lento, alas fontanelas cierran mal, tienen poco confianza en sí mismos, son tercos, ansiosos, irritables, sensibles al frío y se cansan de todo, pero no gustan que les consuelen.

Hay dolor de cabeza que llega hasta el ojo derecho, como si la cabeza fuera a explotar, nariz obstruida, pérdida del olfato, estreñimiento y menstruaciones muy intensas.

Les afecta especialmente el frío el cual penetra hasta los huesos y les produce sensaciones dolorosas. Son niños con poca energía, delgados y raquíticos, con las fontanelas abiertas más tiempo del normal, los cuales tardan mucho en aprender a caminar. Les afecta mucho la vacunación, no les gusta la leche de la madre y mejoran con el calor y el tiempo seco. Tienen la piel pálida, con facilidad para las heridas y la supuración, siendo habitual las otitis, sinusitis, los pies húmedos y las uñas frágiles.

Su carácter es de ideas fijas, muy miedosos, se agotan enseguida y aunque son eficaces en el trabajo nunca se sienten satisfechos. Aunque inteligentes tienen dificultad en concentrarse en los estudios y su gran cansancio psíquico les impide estudiar lo suficiente.

Las mujeres padecen estreñimiento antes y después de la menstruación y se agotan mucho durante el coito, padeciendo, además, cefaleas en la nuca y en el ojo derecho. Tienen oleadas de frío durante los días del período.

Tratamiento:
Para casos de raquitismo y poco desarrollo óseo y dental se empleará 9 CH dos veces al día y si hay parásitos intestinales otra dosis de 15 CH los domingos, lo mismo que antes de las vacunaciones. En la tendencia al enfriamiento y las infecciones invernales, así como en el aumento de los ganglios linfáticos 9 CH dos veces al día.

Para mejorar el carácter y el rendimiento escolar, lo mismo que para corregir el miedo y la timidez, 15 CH una vez por semana.

En las afecciones de piel, uñas y fístulas 9 CH una vez al día y posteriormente 15 CH en días alternos. También en los pies helados y sudorosos, las paperas, los forúnculos y el acné.

SULFUR
Azufre

Patogenesia:
Actúa sobre la piel, tejido conjuntivo y cartílagos, a nivel hepático, regulación del colesterol, coagulación sanguínea y circulación venosa y arterial.

Características de la enfermedad:
Se da en personas optimistas, muy activas y que padecen problemas de piel como eczemas, pústulas, herpes, picores y frecuentemente orzuelos. Hay alergias respiratorias con asma, inflamaciones de la mucosa digestiva que cursa con diarreas nocturnas, reumatismos, gota y picores en ano y vulva.

Son grandes consumidores de dulces lo que les ocasiona parásitos intestinales frecuentes, incluso a nivel de piel, mejoran con la expulsión de las heces, con el sudor y con el movimiento, empeorando con la inmovilidad, el agua, la cama caliente y al despertarse.

Tratamiento:
La posología debe aumentarse cada día, pasando de la 5 CH a la 30 CH, especialmente en las afecciones de piel como psoriasis, alergias, urticaria, eczema y acné, los cuales mejoran mucho con el frío. También es eficaz en el asma, la fiebre del heno, la artritis y la gota, los mismo que en la obesidad, el exceso de urea y colesterol.
Eficaz en la arteriosclerosis, la hipertensión arterial, las varices y hemorroides, las hepatopatías, las migrañas y la enuresis.

THUYA
Thuya officinalis

Patogenesia:
Actúa especialmente a nivel de piel y en menor proporción en genitales, vías urinarias, sistema nervioso y ganglios linfáticos.

Características de la enfermedad:
Suelen ser personas fuertes, de piel grasa, déspotas y agitados, además de muy sensibles al frío y la humedad. Con frecuencia caen en paranoias,

alucinaciones y obsesiones, siendo los candidatos más fáciles para embaucadores psíquicos.

Sudan con facilidad, tienen verrugas, pólipos y condilomas, así como inflamaciones genitales y vegetaciones. Las mujeres acusan leucorrea, vaginitis extrema que impide el coito, dolores de ovarios, menstruaciones dolorosas e hirsutismo.

Hay neuralgias fuertes, aversión a la cebolla y al té, grasa alrededor de la nariz, pelo seco y quebradizo, piel sensible en el tórax, uñas quebradizas, estrías y piel con poros dilatados.

Tratamiento:

Es el tratamiento de elección en las verrugas (9 CH una vez al día), en los papilomas, condilomas, acné juvenil y rosácea, seborrea, caspa, alopecia, quistes, pólipos y fibromas.

También en hipertrofia de próstata, infecciones urinarias, neuralgias, obsesiones, psicosis, intolerancia a las vacunaciones, anticonceptivos y antibióticos, así como en la obesidad y la celulitis.

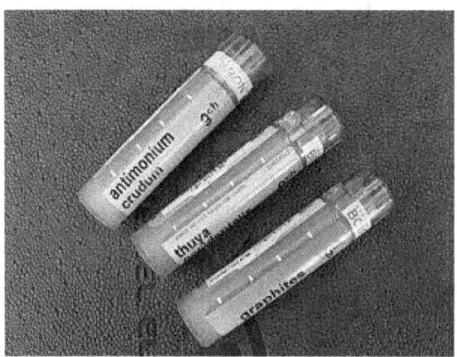

REMEDIOS VEGETALES

De aplicación milenaria en la medicina natural, se han incorporado a la homeopatía en un lugar de privilegio ya que unen a su gran experiencia en millones de personas su inocuidad, mucho más acentuada si cabe al emplearse ahora diluidas y dinamizadas.

Mientras que en su preparación estándar en forma de tintura o extracto, contienen una proporción importante de alcohol que obliga a emplearlas con precaución en niños y ciertos enfermos, gracias a la dilución homeopática el contenido alcohólico se emplea a tan bajas concentraciones que garantiza su inocuidad.

La posología es de 30 gotas en adultos y 15 en niños, siempre una hora antes de las comidas y dejándolas absorber en parte debajo de la lengua durante un minuto antes de tragarlas. Para calcular la dosis en niños muy pequeños podemos tomar como referencia dar 1 gota por kilogramo de peso.

Estos son los remedios vegetales más utilizados y su primera dilución no tóxica:

ABRÓTANO
Abrótano macho DH2

Enfermedades:
Menstruaciones dolorosas, digestiones pesadas, úlceras gastroduodenales, parásitos intestinales y **neoplasias digestivas.**

ADONIS
Adonis vernalis DH3

Enfermedades:
Regulador de las funciones cardiacas en casos de insuficiencia, hipertrofia, asma y disneas. Hipertensor y diurético.
Insuficiencia vascular, **edemas de origen cardio-renales.**

AGRIMONIA
Agrimonia eupatoria DH2

Enfermedades:
Obesidad, asma, diabetes y albuminuria. Diarreas y disentería. Litiasis renal y albuminuria. **Hemoptisis.**

AJENJO
Artemisia absinthium DH2

Enfermedades:
Antiepiléptico moderado. Trastornos hepático biliares con inapetencia y anemia. Atonía digestiva, flatulencia, gastritis y espasmos. Amenorreas, fiebre intermitente y antiparasitario, especialmente para la Tenia.

ALCACHOFA
Cynara scolymus DH2

Enfermedades:
Especialmente en hepatopatías agudas y crónicas, **insuficiencia biliar**, diabetes, hipercolesterolemia, cirrosis hepática y anorexias.

ALHOLVA
Trigonella foenum-graecum DH2

Enfermedades:
Adelgazamiento, **poco desarrollo muscular**, decaimiento y astenia, convalecencia, anemia o raquitismo. Tuberculosis, diabetes y gota.

AMAPOLA
Papaver rhoeas DH2

Enfermedades:
Calmante nervioso e inductor al sueño suave. **Tos espasmódica nocturna**, bronquitis, neumonía y pleuresías. Fiebres eruptivas en la infancia.

ANGÉLICA
Angélica archangelica DH2

Enfermedades:
Procesos digestivos que cursen con acidosis, aerofagia, espasmos, **atonía** o vómitos. Cefaleas, vértigos, síncopes y asma de origen emocional. Anemia, disfunciones ováricas con dismenorreas e **impotencia** genital.

ANÍS ESTRELLADO
Olicium verum DH2

Enfermedades:

Problemas digestivos con **gases**, dispepsia, flatulencia y vómitos.

ANÍS VERDE
Pimpinela anisum DH2

Enfermedades:
Alteraciones digestivas con gases, vómitos, dispepsias, **cólicos infantiles** y jaquecas de origen gástrico.
Retrasos menstruales y dismenorreas, palpitaciones, **frigidez** femenina, impotencia y sensación de padecer enfermedades cardíacas. Bronquitis con abundante moco, asma y espasmos bronquiales.

ARÁNDANO
Vaccinium mytillus DH2

Enfermedades:
Fragilidad vascular en venas y arterias, arteriosclerosis, varices y púrpura retiniana diabética. Edemas y hemorragias en general. **Mejora la visión nocturna.**

ARENARIA
Arenaria rubra DH2

Enfermedades:
Cálculos y **arenillas** renales. Cistitis, cólicos renales e hiperuricemia.

ARTEMISA
Artemisa vulgaris DH2

Enfermedades:
Remedio de elección en la **epilepsia femenina.** Lipotimias, vértigos, vómitos nerviosos e histeria. Amenorrea con anemia, neuralgias y aumento de los ganglios linfáticos. **Convulsiones** febriles.

BARDANA
Artium lappa DH2

Enfermedades:
Todas las alteraciones de la piel, ántrax, dermatosis, forúnculos, **vitíligo**, tiña, acné y heridas

infectadas. Eficaz contra el estafilococo dorado, la sífilis y el **sarampión**. Enérgico contra la gota y la diabetes.

BIZNAGA
Amnis visnaga DH2

Enfermedades:
Cólicos e insuficiencia arenal. Asma. Prevención y tratamiento del **infarto** de miocardio.

BOLDO
Peumus boldus DH2

Enfermedades:
Colecistitis, litiasis biliar, insuficiencia hepática, infecciones urinarias.

BORRAJA
Borrago officinalis DH2

Enfermedades:

Gripes, edemas, oliguria, reumatismo, bronquitis crónica. **Angina de pecho**.

BRUSCO
Ruscus aculeatus DH2

Enfermedades:

Fragilidad capilar, **varices**, hemorroides, flebitis y edemas en las pantorrillas. Dismenorreas, menopausia, litiasis renal y biliar, gota, uremia. **Prevención de embolias**.

BUCHU PULU
Barosma betulina DH2

Enfermedades:

Infecciones urinarias y renales, cistitis, uretritis y prostatitis.

CALÉNDULA
Calendula officinalis DH2

Enfermedades:

Dismenorreas y oligomenorreas. Ulceras de estómago y duodeno. **Tumores** malignos en útero y aparato digestivo.

CANELA
Cinnamomon zeylanicum DH2

Enfermedades:

Metrorragias, leucorrea, **frigidez** femenina. Hipotensión, astenia, parásitos intestinales e infecciones.

CASTAÑO DE INDIAS
Aesculus hippocastanum DH2

Enfermedades:

Insuficiencia venosa con varices y hemorroides. **Varicocele**, insuficiencia hepática, menopausia e hipertrofia prostática.

CELIDONIA
Chellidonium majus DH3

Enfermedades:

Afecciones hepato-biliares, litiasis biliar. Angina de pecho, bronquitis, hipertensión, asma, parásitos intestinales. **Espasmos en los párpados** con neuralgias.

CIPRÉS
Cupressus sempervirens DH2

Enfermedades:

Insuficiencia venosa en general. Menopausia, dismenorreas y metrorragias. Tosferina, gripe, afonía, reumatismos. Enuresis infantil. Irritabilidad nerviosa y cuadros neoplásicos.

COLA DE CABALLO
Equisetum arvense DH2

Enfermedades:

Cistitis, oliguria, **celulitis**, albuminuria. Raquitismo, fracturas óseas, oligomenorreas. Cuadros hemorrágicos en general. Neoplasias.

COCLEARIA
Cochlearia armoracia DH2

Enfermedades:

Bronquitis, reumatismo, neuralgias, asma y gota.

CONSUELDA
Symphytum officinale DH2

Enfermedades:

Artrosis, **roturas óseas**, traumatismos. Ulceras gástricas, enteritis, diarreas, disentería y hematuria.

CUASSIA AMARGA
Quassia amara DH2

Enfermedades:

Anorexia, dispepsia, atonía digestiva. Insuficiencia hepática y cardíaca.

CULANTRILLO
Adiantum capillus veneris DH2

Enfermedades:

Bronquitis, infecciones urinarias.

DAMIANA
Turnera aphrodisíaca DH2

Enfermedades:

Impotencia y frigidez. Astenia, agotamiento, hipotensión. Regulador hormonal genital.

DIENTE DE LEÓN
Taraxacum officinalis DH2

Enfermedades:

Toda la patología biliar y hepática. Colagogo y colerético. Gota, afecciones dérmicas de origen hepático. Insuficiencia urinaria.

DIGITAL
Digitalis purpúrea DH4

Enfermedades:

Insuficiencia cardiaca, tensión descompensada, miocarditis, arritmias, taquicardias.

DROSERA
Drosera rotundifolia DH2

Enfermedades:

Afecciones broncopulmonares que cursan con **tos fuerte**. Tuberculosis pulmonar y traqueobronquitis.

DULCAMARA
Solanum dulcamara DH2

Enfermedades:

Plétora sanguínea, pleuresía, bronquitis, acné, eczemas, psoriasis, forúnculos. Tosferina, neumonía y pleuresía. Cuadros neoplásicos.

ERÍSIMO
Eryssimun officinalis DH2

Enfermedades:

Afonías, laringitis y faringitis. Litiasis biliar.

ESPINO BLANCO
Crataegus oxyacantha DH2

Enfermedades:

Tónico cardiaco de primer orden, regulador de la tensión arterial. Angina de pecho, arteriosclerosis, arritmias, palpitaciones. Gota, nefritis, hipertiroidismo.

ESTRAMONIO
Datura stramonium DH4

Enfermedades:

Muy decisivo en el **asma nocturna** y la tos intensa. Agitación nerviosa con terrores nocturnos, convulsiones, alucinaciones y deliriums tremens. Epilepsia, parkinsonismo, hidrofobia. Ninfomanía.

EUCALIPTUS
Eucaliptus glóbulos DH2

Enfermedades:

Bronquitis, **gripe**, asma, tos y tuberculosis pulmonar. Fiebres palúdicas, tifus, rubéola, escarlatina. **Diabetes**.

FRÁNGULA
Rhamnus frángula DH2

Enfermedades:

Estreñimiento ocasional y crónico. Trastornos biliares, hemorroides y parásitos intestinales. Celulitis y obesidad.

FRESNO
Fraxinus gotoso DH2

Enfermedades:

Afecciones reumáticas en general. Gota, litiasis renal, arteriosclerosis.

FUMARIA
Fumaria officinalis DH2

Enfermedades:

Como **depurativo** general. Alteraciones hepáticas y biliares graves con intoxicación. Hipertensión arterial, arteriosclerosis, enfermedades venéreas, anemia. Enfermedades de la piel.

GAYUBA
Arctostaphylos uva-ursi DH2

Enfermedades:

Infecciones del aparato urinario, retención de orina, hematuria. Hipertrofia de próstata, blenorragia y enuresis del anciano. Leucorreas.

GELSEMIUM
Gelsemium sempervirens DH5

Enfermedades:

Disturbios del sistema nervioso como parálisis, esclerosis, parkinson, temblores, movimientos anormales, sudores emocionales, timidez extrema, diarreas. Miopía evolutiva, estrabismo, retinitis y **desprendimiento de retina** espontáneo.

GENCIANA
Gentiana lutea DH2

Enfermedades:

Anorexia, atonía gástrica, disentería, diarrea, parásitos intestinales. Anemia, astenia y convalecencias. Tuberculosis.

GRAMA
Cynodon dactylon DH2

Enfermedades:

Infecciones e inflamaciones urinarias. Cálculos renales, oliguria, gota. Menopausia.

GRINDELIA
Grindelia robusta DH2

Enfermedades:

Problemas respiratorios con **tos**, disnea, asma, laringitis y bronquitis. Nefritis.

HAMAMELIS
Hamamelis virginiana DH2

Enfermedades:

Insuficiencia venosa y fragilidad capilar. Hemorragias. Varicocele, congestiones uterinas, menopausia. **Púrpura.**

HIDRASTIS
Hydrastis canadensis DH2

Enfermedades:

Hemorragias uterinas. Tónico vaginal y uterino. Menopausia, cáncer en la mujer, úlceras varicosas. Estreñimiento.

HIPERICÓN (Corazoncillo)
Hypericum perforatum

Enfermedades:

Depresiones nerviosas. Insomnio. Fiebres intermitentes, infecciones, diarreas. Insuficiencia circulatoria, bronquitis, asma, cistitis, neuritis. Patología de la médula.

LIMÓN
Citrus limonum DH2

Enfermedades:

Jaquecas, trombosis, flebitis. Anginas de repetición.

LOBELIA
Lobelia inflata DH3

Enfermedades:

Tos espasmódica, **asma**, disnea, enfisema, tosferina. Fatiga de los cardíacos y asmáticos.

LÚPULO
Humulus lupulus DH2

Enfermedades:

Insomnio, falta de apetito, angustia. Menopausia, dispepsias, adenitis, ninfomanía. Convalecencia, anemia, raquitismo.

MALVA
Malva silvestris DH2

Enfermedades:

Bronquitis, faringitis y gripe. **Estreñimiento** leve, colon irritable.

MALVAVISCO
Althaea officinalis DH2

Enfermedades:

En general, afecciones de vías respiratorias superiores. Inflamaciones gastrointestinales y urinarias.

MUÉRDAGO
Viscum album DH2

Enfermedades:

Remedio de elección en todos los **procesos tumorales**. Zumbidos de oídos, hipertensión arterial, arteriosclerosis. Trastornos circulatorios de la menopausia, crisis nerviosas, histeria. Epilepsia, parkinsonismo, convulsiones. Hemorragias por congestión sanguínea.

OLIVO
Olea europea DH2

Enfermedades:

Hipercolesterolemia, **hipertensión**, arteriosclerosis. Diabetes, angina de pecho, uremia.

ORTIGA BLANCA
Lamium album DH2

Enfermedades:

Afecciones de la mujer, metrorragias, **dismenorreas**, leucorrea, varices. Diarrea, disentería, micción dolorosa.

ORTHOSIFÓN
Orthosiphon stamineus DH2

Enfermedades:

Reumatismos en general, artrosis, gota, obesidad. Edemas, uremias, litiasis renal, cistitis.

PASIFLORA
Passiflora incarnata DH2

Enfermedades:

Estados de **intranquilidad**, angustia, insomnio, neurastenia. Hipertiroidismo, taquicardias, convulsiones, sudores nocturnos. Epilepsia moderada.

PULSATILLA
Anemone pulsatilla DH2

Enfermedades:

Tos fuerte, **faringitis**. Trastornos genitales en la mujer. Neuralgias, jaquecas.

RATANIA
Raameria trianda DH2

Enfermedades:

Patología de la boca, encías sangrantes, piorreas, **aftas**.

REGALIZ
Glycyrrhiza glabra DH2

Enfermedades:

Ulceras gastroduodenales, acidez, aerofagia y dispepsias. Tos, bronquitis. Estreñimiento y enteritis regional.

ROMERO
Rosmarinus officinalis DH2

Enfermedades:

Afecciones hepáticas leves, hipotensión arterial, cansancio y astenia psicofísica. Asma, bronquitis, disnea. Vértigos, gota, reumatismo, colitis, exceso de colesterol. **Rejuvenecedor**, impotencia, anemia, diarreas y digestiones difíciles.

RUDA
Ruta graveolens DH2

Enfermedades:

Amenorrea inespecífica. Crisis histéricas.

SABINA
Juniperus sabina DH4

Enfermedades:

Vegetaciones, condilomas, verrugas, **pólipos** y otras excreciones. Hemorragias del aparato genital femenino. Amenaza de aborto.

SALVIA
Salvia officinalis DH2

Enfermedades:

Rejuvenecedor general. Menopausia, esterilidad, dismenorreas, convalecencias, astenia. **Sudores** generales, fiebres, inflamación de los ganglios linfáticos. Patología de boca y dientes. Dispepsias y digestiones lentas. Vértigos, parálisis, hipotensión. Neoplasias.

SAUCE
Salix alba DH2

Enfermedades:

Dolores en general. Reumatismo, **fiebre**. Estados de ansiedad, neuralgias, artritis, insomnio. Dismenorreas, litiasis biliar. Ninfomanía. Prevención del cáncer de colon.

SERPOL
Thymus serpyllum DH2

Enfermedades:

Bactericida menor, infecciones del aparato respiratorio.

TILA
Tilia tormentosa DH2

Enfermedades:

Síndromes emocionales diversos. Ansiedad, **hiperemotividad**, depresiones, angustia, neurosis, hipocondría. Refuerza las defensas. Hipercolesterol y sangre viscosa. Espasmos digestivos.

TOMILLO
Thymus vulgaris DH2

Enfermedades:

Antiinfeccioso de primer orden. Refuerza las defensas. No altera la flora intestinal útil. Vermífugo. Tos espasmódica, bronquitis, amigdalitis. Estimulante nervioso.

TORMENTILLA
Potentilla erecta DH2

Enfermedades:

Incontinencia de orina en ancianos. Tuberculosis, **diarreas**. Hemofilia.

TUSÍLAGO
Tussílago farfara DH2

Enfermedades:

Patología del aparato respiratorio que curse con **tos**. Adenitis, linfatismo.

TUYA
Thuya officinalis DH2

Enfermedades:

Todas las excreciones cutáneas, especialmente **verrugas**. Neoplasias. Hipertrofia de próstata, cistitis.

VALERIANA
Valeriana officinalis DH2

Enfermedades:

Neurastenias, **insomnio**, angustia, hipocondría. Convulsiones y epilepsias, taquicardias nerviosas.

OTROS REMEDIOS VEGETALES

Este es un resumen de algunos remedios vegetales de amplio uso no mencionados anteriormente. Se incluyen en la misma lista las sustancias inocuas en su estado natural y aquellas potencialmente tóxicas a las cuales hay que aplicar la dilución correcta.
Solamente se indica el nombre y sus aplicaciones terapéuticas más importantes.

ACONITUM FEROX:
Hipotensor, dolores precordiales. Fiebre, gripe. Angustia y ansiedad.

ADELFA:
Erupciones cutáneas.

AGRACEJO:
Hepatopatías con dolor. Erupciones de piel crónicas. Herpes.

ALOE VERA:
Colitis y diarreas. Rejuvenecedor cutáneo.

AVENA:
Equilibrador nervioso.

BARBA DE CAPUCHINO:
Cefaleas pulsátiles.

BELLADONA:
Fiebre aguda. Amigdalitis. Fotofobia, hipertensión ocular. Dolores de garganta. Neuralgias.

BOLSA DE PASTOR:
Hemorragias en general. Tónico uterino.

BRYONIA:
Fiebre, sequedad de mucosas.

CAFE CH4:
Insomnio.

CARDO MARIANO:
Hepatopatía graves, cirrosis. Hipotensión.

CEBADILLA:
Tos dolorosa, punzadas de costado.

CEBOLLA CH2:
Lagrimeo, irritación nasal.

CEDRO:
Espasmos, neuralgias, neuritis. Dolor de muelas.

CICUTA DH3:
Ptosis mamaria. Ganglios endurecidos. Vértigos, mareos en los viajes.

CIMIFUGA:
Congestión ovárica

COLUBRINA:
Trastornos digestivos con aerofagia.

CONDURANGO:
Ulceras gástricas, esofagitis.

CORNEZUELO DE CENTENO:
Hemorragias uterina, dolores pélvicos, amenorreas. Espasmos y vómitos.

DULCAMARA:
Enfermedades por frío o humedad. Eccemas, vesículas.

ECHINACEA:
Infecciones en general, refuerza las defensas. Analgésico, antitérmico, sudorífico.

ESENCIA DE TREMENTINA:
Hipotensión.

EUPATORIO:
Inflamación vías respiratorias

EUFRASIA:
Problemas oculares.

FUCUS:
Obesidad, hipotiroidismo, bocio.

GINSENG:
Rejuvenecedor, afrodisíaco, hipertensor, antidiabético.

GLADIOLO:
Pancreatitis, con dispepsias. Colagogo. Ciática, jaquecas.

GROSELLERO NEGRO:
Estimula las defensas, antiinflamatorio.

HABA DE SAN IGNACIO:
Hipocondría, depresiones, agitación, ansiedad. Espasmos.

HARPAGOFITO:
Antiinflamatorio, antirreumático. Cólicos renales.

JAZMIN AMARILLO:
Infecciones en general. Inflamaciones.

NOGAL:
Cefaleas por problemas hepáticos.

PIE DE LOBO:
Taquicardia

PULSATILLA:
Congestión ocular, picores. Incontinencia urinaria.
Astenia, melancolía. Insuficiencia venosa.

QUINA:
Diarreas, flatulencia. Hepatomegalia. Edemas.
Anemia, debilidad. Náuseas y vómitos.

RODODENDRO:
Patología reumática, muscular y ósea.

SANGUINARIA:
Bronquitis congestiva.

SPIGELIA:
Alteraciones circulatorias.

VARA DE ORO:
Diurético, insuficiencia hepática.

ZUMAQUE:
Inflamaciones de articulaciones.

REMEDIOS BIOTERÁPICOS

Se trata de preparaciones homeopáticas obtenidas a partir de sustancias microbianas procedentes de esputos, pus, vacunas, sueros, venenos, etc. La alta dilución a la que son sometidas garantizan su total inocuidad, conservando sin embargo las propiedades de la ley de similitud. No obstante y si a la vista de su composición alguna persona pudiera sentir cierto recelo de ingerirlos, debo recordarles que las vacunas están compuestas por millones de bacterias y nadie pone en duda su eficacia e inocuidad.

LUESINUM
Lisado de serosidades de chancros sifilíticos

Individuo:

Débil, envejecido, depresivo especialmente de noche, bebedor, con dificultad para concentrarse. Tiene miedo a volverse loco, a contagiarse con los utensilios de uso diario, a no curarse nunca de sus enfermedades y no le gusta la orilla del mar.

Su peor momento es la noche ya que junto a sus problemas emocionales se unen dolores en los huesos largos.

Enfermedades:

Por supuesto la mejor indicación son los trastornos sifilíticos, el cual se debe unir a la terapia antiinfecciosa habitual.

Las dosis se administrarán preferentemente por las noches en casos de jaquecas, dolores óseos, dermatosis escamosas y complicadas, así como en el alcoholismo, la enuresis y las ulceraciones cutáneas.

MEDORRHINUM
Lisado de secreciones de uretra blenorrágica

Individuo:

Se trata de una persona agitada, impaciente, débil, malhumorado perpetuo y con piernas inquietas incluso cuando está sentado. Se recrea en sus preocupaciones, lo que indudablemente le hace sufrir aún más, tiene la memoria frágil y las manos y pies siempre ardientes.

Son típicos los bebés con eritemas de nalga rebeldes al tratamiento, que duermen en posición fetal o acostados sobre el vientre y que se alivian por las tardes y a orillas del mar.

Padecen con frecuencia reumatismos, dolor en los talones y las plantas de los pies, asma y tos fuerte. Les gusta beber y las comidas saladas.

Enfermedades:

Blenorragias no gonocócicas, verrugas, pólipos, eritema en nalgas e inflamaciones genitales en la mujer.

Hay faringitis crónicas, amigdalitis de repetición, asma, reumatismos e infecciones genitourinarias.

PSORINUM
Lisado de serosidades de la sarna

Individuo:

De cara pálida, aspecto sucio y enfermizo, tiene los cabellos secos, pegajosos. Emocionalmente tiende a la depresión, el pesimismo al futuro, a la falta de resolución de sus problemas y a la debilidad general.

Sujeto crónicamente débil, hambre nocturna y con trastornos diversos que se manifiestan por tiempos prolongados.

Piel sebácea, con erupciones pruriginosas, suelen sudar al menor esfuerzo y éste es de muy mal olor, sobre todo en los pies.

Los bebés suelen llorar por las noches en demanda de biberón y también son muy sensibles al frío y a las irritaciones de piel.

Enfermedades:

Cualquier enfermo que tenga enfermedades de muy lenta resolución o que se manifiesten con periodicidad. Suelen adelgazar a pesar de su buen apetito, tienen jaquecas, estreñimiento y micosis cutáneas en los dedos de los pies. Padecen infecciones broncopulmonares durante todo el invierno, asma y corizas alérgicas en primavera.

TUBERCULINUM
Cepas de Mycobacterium Tuberculosis

Individuo:

Friolero, delgado, irritable y asténico. Con tórax estrecho, poco desarrollo físico en la infancia, hipersensibles, inconformistas, coléricos, temerosos y con necesidad continuada de cambios y viajes.

Tiene sudores al menor esfuerzo físico, orzuelos frecuentes, jaquecas al estudiar, tos irritativa nocturna con ronquera, hipertrofia de amígdalas, vegetaciones y estornudos frecuentes.

Suele padecer eczemas, prurito, diarrea nocturna, aversión a al carne y gusto por la leche fría.

Amantes de la música, recaen con facilidad en las enfermedades y las mujeres tienen reglas abundantes y muy prolongadas, lo que las debilita aún más.

Les sienta muy mal el ejercicio físico, estar en pie y las habitaciones cerradas. Mejoran con el aire fresco y el descanso.

OTROS REMEDIOS BIOTERÁPICOS DE USO MENOS FRECUENTE

Anthracinum:
Lisado de conejo enfermo de carbunco.

Colibacillinum:
Lisado de cultivo de Escherichia Coli.

Diphtericum:
Suero antidiftérico de animales inmunizados con antitoxina.

Diphterotoxicum:
Toxina diftérica del cultivo de bacilo diftérico.

D.T.T.A.B.
Vacuna mixta antidiftérica, antitetánica y antitífica-paratífica.

Eberthnum:
Lisado de Salmonella Typhi.

Enterococcicum:
Lisado de Streptococcus fecalis

Gonotoxicum:
Vacuna antigonocócica procedente de gonococos muertos.

Influenzinum:
Obtenido de la vacuna antigripal.

Morbillinum:
Lisado de pacientes con sarampión no tratado.

Pertussinum:
Lisado de pacientes con tosferina aún no tratados.

Pyrogenium:

Lisado de la autolisis de animales y placenta humana.

Serum de Yersin:
Suero contra la peste obtenido de animales inmunizados.

Staphilococcicum:
Lisado de cultivos de Staphylococcus.

Streptococcicum:
Lisado de cultivos de Streptococcicum.

Vaccinotoxinum:
Vacuna antivariólica por raspado cutáneo en terneros vacunados.

CEPAS HOMEOPÁTICAS

La relación siguiente se refiere a las preparaciones homeopáticas no mencionadas con anterioridad pero que también son de uso frecuente en cualquier país. Se incluye el nombre en latín solamente y la primera dilución que se considera no tóxica, al menos administrada en una sola toma diaria a la posología normal. Ello no excluye que a juicio de un experto homeópata no se puedan utilizar diluciones menores o mayores.

Aceticum acidum 1 CH
Acidum arsenicum 2 CH
Acidum carbonicum 2 CH
Acidum chromicum 4 CH
Acidum cyanhydricum 3 DH
Acidum fluoricum 4 CH
Acidum muriaticum 3 DH

Acidum nitricum 5 CH
Acidum oxalicum 5 CH
Acidum PAS 4 CH
Acidum phosphoricum 1 DH
Acidum retinoicum 4 CH
Acidum sulfuricum 3 CH
Aconitum ferox 1 CH
Adrenocorticotrophin 4 CH
Adonis vernalis 1 DH
Adrenalinum 3 DH
Amidopyrinum 4 CH
Amitryptiline 4 CH
Ammi Majus 4 CH
Amoxicilline 4 CH
Anilinum 4 CH
Antimonium arsenicicum 3 CH
Aqua regia 5 CH
Argentum aceticum 4 CH
Arsenicum acidum 2 CH
Atropa belladona 1 DH
Atropinum 5 DH
Baryta carbónica 2 CH
Bismuthum 4 CH
Calcárea fluorica 1 CH
Calciferolum 2 CH
Cantharidinum 4 CH
Cefalexine 4 CH
Chlordiazepoxide 4 CH
Cicuta virosa 3 DH
Clomifene 4 CH
Cobra 4 CH
Coca 1 DH

Cocainum 3 DH
Codeinum 3 DH
Colchicimum 5 DH
Corrosivus mercurius 3 DH
Cortisone 4 CH
Cromoglycate sodicum 4 CH
Curare 4 CH
Cyanhydricum acidum 3 DH
D.D.T. 4 Ch
Delta cortisone 4 Ch
D.O.C.A. 4 CH
Diazepam 4 CH
Dicoumarine 4 CH
Digitalis purpúrea 1 DH
Dopa Levodopa 4 CH
D.M.S.O. 4 CH
Dioninum 3 CH
Ephedrinum 1 CH
Ergosterol 2 CH
Ergotaminum 4 CH
Ethambutol 4 CH
Estradiol 4 CH
Euphorbia 2 CH
Fenfluramine 4 CH
Folliculinum 2 CH
Gelsemium sempervirens 4 CH
Gonadotrophine 4 CH
Haloperidol 4 CH
Heparicum 4 CH
HMG 4 CH
Hyoscyaminum 5 DH
Imipramine 4 CH

Indometacine 4 CH
Iodo colloidal 1 DH
Ipeca 1 DH
Isoniazide 4 CH
Isoprenaline 4 CH
Lobelia 1 DH
Lorazepam 4 CH
Meprobamate 4 CH
Mercurius Corrosivus 3 DH
Morphinum 3 DH
Muriaticum acidum 3 DH
Neostigmine 4 CH
Nicotinum 4 CH
Nux vómica 1 DH
Oxytocine 4 CH
Opium 3 CH
Orotique acide 2 CH
Oxalicum acide 5 DH
Papaverinum 1 CH
P.A.S. 4 CH
Penicillinum 4 CH
Phenobarbital 4 CH
 Phosphoricum acidum 1DH
Pilocarpinum 2 CH
Pituitrine 4 CH
Prostaglandine 4 Ch
Resorcinum 1 CH
Sabina 4 CH
Scopolaminum 5 DH
Streptomycinum 4 CH
Testosterone 4 CH
Thyroide 4 CH

Triamcinolone 4 Ch
Uranium 4 CH
Yohimbinum 3 DH

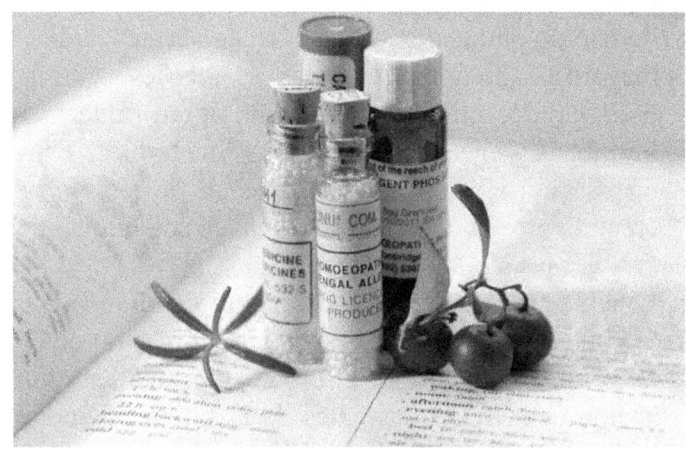

YEMOTERAPIA O GEMOTERAPIA

La Yemoterapia es un método fitoterapéutico que utiliza macerados glicerinados de yemas frescas y tejidos embrionarios en vías de crecimiento y división, pudiéndose obtener de brotes, raíces mayores o menores, cortezas de árboles o tallos. Estos tejidos utilizados tienen una gran riqueza en hormonas vegetales, auxinas y fitosteroles, entre otros, que tienen la gran propiedad de facilitar el crecimiento de tejidos sanos en el ser humano y facilitar las labores de drenaje.

El concepto de drenaje, tan incomprendido por la medicina química, consiste en la eliminación de las toxinas acumuladas en el organismo mediante una acción centrífuga o a través de la sangre. Estudios muy serios sobre la eficacia de las yemas demostraron que estimulaban el sistema reticuloendotelial y así la velocidad de la sangre en depurar las toxinas acumuladas aumentaba hasta un 40%.

Otros preparados gemoterápicos tenían propiedades terapéuticas similares a las cortisonas y permitía con su aplicación disminuir, cuando no evitar, la aplicación de medicamentos potencialmente yatrogénicos.

La acción positiva de la yemoterapia, que puede ser utilizada sola o conjuntamente con homeopatía o plantas medicinales enteras, permite primeramente desintoxicar al organismo enfermo y posteriormente ejercer una labor curativa más intensa, ya que el terreno está debidamente preparado y drenado.

Normalmente se emplea a la 1 DH dada su gran inocuidad, salvo el Viscum album que se utiliza a la 1 CH. La posología es de 50 a 150 gotas/día en el adulto. Mayores diluciones no tienen mejor efectividad ya que en este caso, al contrario que en los preparados homeopáticos, la cantidad de principio activo es muy importante.

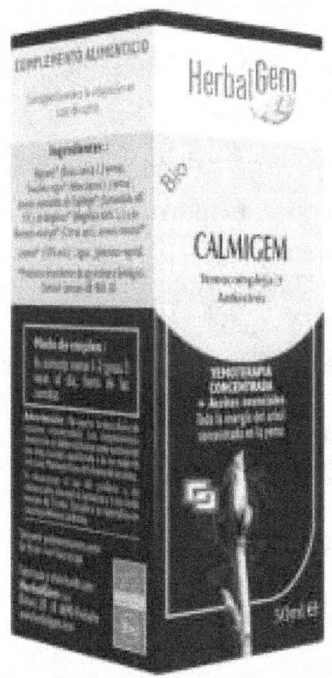

Estas son las yemas empleadas:

ABIES PECTINATA
Abeto común (Yemas)

Indicaciones:
Todas las formas de descalcificación, así como caries y fracturas óseas. Piorrea y ganglios endurecidos y aumentados.

AESCULUS HIPPOCASTANUM
Castaño de Indias (Yemas)

Indicaciones:
Fragilidad capilar, hemorroides y varices.

ALNUS GLUTINOSA
Aliso común (Yemas)

Indicaciones:
Insuficiencia cerebral, arteriosclerosis, secuelas de hemorragias cerebrales.

AMPELOPSIS WEICHII
Parra virgen (Brotes)

Indicaciones:
Todas las formas reumáticas, artrosis anquilosante, poliartritis y periartritis.

BETULA PUBESCENS
Abedul (Corteza)

Indicaciones:
Depurativo y drenador general. Dermatosis, albuminuria.

BETULA VERRUGOSA
Abedul blanco (Yemas)

Indicaciones:
Energizante nervioso, astenia psíquica, cansancio intelectual.

CASTANEA VESCA
Castaño (Yemas)

Indicaciones:
Problemas de circulación venosa en general. Varicocele.

CARPINUS BETULUS
Hojaranzo (Yemas)

Indicaciones:
Tos, faringitis, traqueitis y otras inflamaciones de las vías respiratorias superiores.

CEDRUS LIBANI
Cedro del Líbano (Brotes)

Indicaciones:
Picores, eczemas secos, descamaciones.

CEDRUS SILIQUASTRUM
Algarrobo (Yemas)

Indicaciones:
Diabetes, enterocolitis.

CITRUS LIMONUN
Limonero (Corteza)

Indicaciones:
Trombosis, jaquecas, varices.

CORNUS SANGUINEA
Cerezo de monte (Yemas)

Anticoagulante, riesgo de trombosis y flebitis.

CORYLUS AVELLANA
Avellano (Yemas)

Disquinesias hepatobiliares. Esclerosis pulmonar con enfisema.

CRATAEGUS OXYCANTA
Espino blanco (Brotes)

Indicaciones:
Insuficiencia cardiaca, arritmias, tensión descompensada, regulador tensional. Insomnio.

FAGUS SILVATICA
Haya (Yemas)

Indicaciones:
Retención urinaria, obesidad, celulitis, edemas, insuficiencia renal.

FICUS CARICA
Higuera (Yemas)

Indicaciones:
Alteraciones nerviosas, úlceras pépticas, neurosis.

FRAXINUS EXCELSIOR
Fresno (Yemas)

Indicaciones:
Reumatismos, gota, exceso de urea y ácido úrico.

FUCUS VESICULOSUS
Fucus (Hojas)

Obesidad, mixedema, hipotiroidismo, cretinismo, bocio.

JUGLANS REGIA
Nogal común (Yemas)

Indicaciones:
Infecciones cutáneas, úlceras por decúbito.

JUNIPERUS COMMUNIS
Enebro común (Brotes)

Indicaciones:
Insuficiencia hepática y biliar. Aerofagia.

OLEA EUROPEA
Olivo (Brotes)

Indicaciones:
Diabetes, hipotensor, exceso de colesterol, arteriosclerosis, zumbidos de oídos.

PINUS MONTANA
Pino (Yemas)

Indicaciones:
Reumatismos, bronquitis

PLATANUS ORIENTALIS
Plátano (Yemas)

Indicaciones:
Urticaria pigmentaria

POPULUS NIGRA
Chopo negro (Yemas)

Indicaciones:
Flebetis, úlceras varicosas.

PRUNUS AMYDALUS
Almendro (Yemas)

Indicaciones:
Hipotensor, anticoagulante.

QUERCUS PENDULATA
Roble (Corteza)

Indicaciones:
Depurativo y drenador. Reuma, alergias, inflamaciones.

RIBES NIGRUM
Casis (Yemas)

Indicaciones:
Corticoide natural de uso en asma, alergias, reumatismos, urticaria, amigdalitis y bronquitis.

ROSA CANINA
Rosal silvestre (Brotes)

Indicaciones:
Jaquecas.

ROSMARINUS OFFICINALIS
Romero (Brotes)

Indicaciones:
Insuficiencia biliar, hipotensión, antiasténico, refuerza la memoria, antirreumático

RUBUS
Frambuesa (Brotes)

Indicaciones:
Regulador hormonal a través de la hipófisis. Vaginitis y dismenorreas.

SECALE CEREALE
Centeno (Raicillas)

Indicaciones:
Mejora la función hepática en los procesos tóxicos.

SEQUOIA GIGANTEA
Sequoia (Brotes)

Indicaciones:
Envejecimiento, hipertrofia de próstata, impotencia sexual.

SORBUS DOMESTICA
Sorbo (Yemas)

Indicaciones:
Insuficiencia venosa en la edad madura.

SYRINGA VULGARIS
Lilas (Yemas)

Indicaciones:
Angina de pecho, insuficiencia cardiaca del anciano.

TAMARIS GALICA
Tamarisco (Brotes)

Indicaciones:
Antianémico. Favorece el crecimiento de los hematíes.

TILIA TORMENTOSA
Tilo (yemas)

Indicaciones:
Regulador nervioso. Insomnio y neurosis.

ULMUS CAMPESTRIS
Olmo común (Yemas)

Indicaciones:
Dermatitis y dermatosis. Acné.

VACCINUM VITIS IDAEA
Arándano (Brotes)

Indicaciones:
Diarreas, hemeralopia, insuficiencia venosa, diabetes.

VIBURNUM LANTANA
Barbadejo (Yemas)

Indicaciones:
Asma, disnea.

VISCUM ALBUM
Muérdago (Brotes)

Indicaciones:
Hipotensor, zumbidos de oídos, arteriosclerosis.

VITIS VINIFERA
Vid (yemas)

Indicaciones:
Mejora las defensas orgánicas. Reumatismo, artrosis anquilosante.

ZEA MAIS
Máis (Raíces)

Indicaciones:
Diurético, baja las transaminasas en las hepatopatías.

REMEDIOS MINERALES

En este apartado trataremos de la Litoterapia, las Biosales y los Oligoelementos, cuyos componentes minerales proporcionan unos resultados extraordinarios en la curación de las enfermedades, ya sea administrados solos o asociados a otros componentes homeopáticos. Aunque se pueden prescribir en la misma dilución para comodidad del paciente, los mejores resultados se obtienen administrándolos en solitario, en forma de gránulos, ampollas o cápsulas siempre una hora antes de las comidas.

LITOTERAPIA

Utilizados desde hace cientos de años por los médicos del mundo entero, nunca se conoció con seguridad su modo de acción y aún hoy día se desconoce, lo que hace que muchos médicos sean reacios a emplearlos a pesar de su buenos resultados.

Se especuló que sus efectos podían ser debidos a su forma, color, origen y simbiosis astral y tuvimos que esperar hasta las investigaciones del Dr. Steiner para que éste estableciera una analogía entre las estructuras cristalinas del mineral y la estructura del complejo de quelación.

El conocimiento casi completo del intrincado ciclo de Krebs estableció que diversos trastornos enzimáticos, bien sea por déficit cuantitativo o cualitativo, producían alteraciones metabólicas que provocaban enfermedades consideradas genéticas, pero que se demostró que se debían solamente a la falta de un ión metálico indispensable. Sin embargo, y aunque se aislaron los iones responsables nada se consiguió administrándolos, de igual manera que se hacía con la carencia de vitaminas, ya que el problema no estaba en su carencia sino en una especie de bloqueo que impedía que este mineral pudiera ser utilizado por el organismo.

Poco tiempo después se demostró que el secreto estaba en la "quelación", una especie de unión entre mineral y enzima que posibilita que pueda ser utilizado sin problemas por el organismo. No obstante, en muchas ocasiones es precisamente esta quelación la culpable de la ausencia del mineral ya que existe una especie de secuestro que impide también su aprovechamiento.

La Litoterapia quiere demostrar que utilizando los minerales en su estado primario, roca o mineral, se consigue restaurar inmediatamente la cantidad que el organismo necesita y no son necesarias dosis altas de mineral puro, potencialmente tóxicos la mayoría a dosis útiles.

Cuando describamos la composición de los minerales veremos que casi ninguno es puro y lo normal es que existan varios componentes en una misma molécula. Esta unión los hace mucho más eficaces para el tratamiento de las enfermedades, ya que las carencias de minerales casi nunca se dan aisladas.

Para mayor comprensión y junto al nombre más popular se incluye la denominación universal y la estructura cristalina de su génesis, así como los elementos que lo componen.

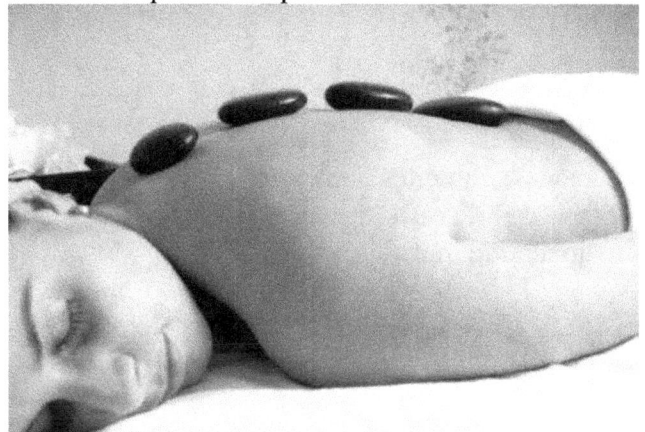

La dilución recomendada es la 8 DH.

ADULARIA
Adulaire monoclínico (Al, K, Si)

Indicaciones:
Adenoma de próstata

APATITA
Apatite hexagonal (Cal, Cl, Fe)

Indicaciones:
Osteoartrosis vertebral, lumbar

ARENISCA ROSA
Gres rose

Indicaciones:
Estreñimiento, anorexia.

AZURITA
Azurite monocíclico (Cu)

Indicaciones:
Infecciones, hipertensión arterial, inflamaciones sinoviales. Procesos de la piel que cursan con erupciones supuradas.

BARITINA
Barytine rómbico (Ba, S.)

Indicaciones:
Arteriosclerosis, hipertensión, insuficiencia cerebral, esclerosis.

BETAFITA
Betafite (U)

Indicaciones:
Diabetes, parasitosis.

BLENDA
Blende cúbico (S, Zn)

Indicaciones:
Insuficiencia venosa, diabetes, hemorroides. Dolores precordiales, hipertensión, carácter irritable, violento.

BORNITA
Bornite cúbico (Cu, Fe, S.)

Indicaciones:
Inflamaciones e infecciones, cistitis, amigdalitis.

CALCAREA DE VERSALLES
Calcaire de Versailles (Ca)

Indicaciones:
Raquitismo, descalcificación.

CALCOPIRITA
Chalcopyrite tetragonal (Au, Cu, Fe, S)

Indicaciones:
Inflamaciones, envejecimiento, reumatismo inflamatorio. Refuerza las defensas.

CONGLOMERADO

Conglomerat (mezcla de rocas). Contiene finas capas de cuarzo, arcilla, sílice.

Indicaciones:
Dermatosis y dermatitis. Depurativo, úlceras varicosas. Eczemas secos

CUARZO
(Si)

Indicaciones:
Astenia, supuraciones en general.

DIOPSIDO
Dipside monoclínico (Ca, Mg, Si)

Indicaciones:
Raquitismo, descalcificaciones.

ERITRITA
Erythrite monoclínico (As, Co.)

Indicaciones:
Impotencia y frigidez. Vómitos. Lumbalgias, anemias, trastornos vasculares.

ESTIBINA
Stibine ortorrómbico (Sb)

Indicaciones:
Enfisema, bronquitis, disneas. Dermatosis de origen hepático o renal. Disfunciones pancreáticas.

FELDESPATO CUADRATICO
Feldspath quadratique (Al, Ca, Si.)

Indicaciones:
Artrosis, reumatismo. Osteoporosis.

GALENA
Galene cúbico (S, Pb.)

Alergias, polinosis.

GARNIERITA
Garnierite monoclínico (Mg, Ni, Si.)

Indicaciones:
Asma, colitis ulcerosa, pancreatitis. Insuficiencia digestiva con flatulencia.

GLAUCONITA
Glauconie monoclínico (Al, Fe, Mg, K, Si)

Indicaciones:
Dismenorreas, tetania de la embarazada. Desbloquea los enzimas implicados en la síntesis

de neurotransmisores. Insomnio, asma psicosomática.

GRANITO
Granite (Cuarzo, feldespato, mica)

Indicaciones:
Varias según componentes.

HEMATITA
Hematite trigonal (Fe.)

Indicaciones:
Anemia, astenia.

JASPE VERDE
Jaspe vert (Si.)

Indicaciones:
Insuficiencia biliar, litiasis.

LAZULITA
Lazulite (Al, Fe, Mg, P.)

Indicaciones:
Insuficiencia hepatobiliar

LEPIDOLITA
Lepidolite monoclínico (Al, Fe, Li, Si)

Indicaciones:
Depresiones, neurosis.

MARMOL
Marbre saccharoide (Al, K, Si)

Indicaciones:
Gastritis, úlceras duodenales.

MONACITA
Monazite monoclínico (Ce, Y, Ln, Tr)

Indicaciones:
Cáncer, disminución defensas, verrugas.

OBSIDIANA
Obsidienne (Lava)

Indicaciones:
Artrosis cervical, insuficiencia cerebral.

ORO
Or natif cúbico (Au)

Indicaciones:
Estimula las defensas y la regeneración.

OROPIMENTE
Orpiment monoclínico (As, S.)

Indicaciones:
Artrosis de la cadera

PIRITA
Pyrite de Fer (Fe, S.)

Indicaciones:
Diarreas, cólera.

PIROLUSITA
Pyrolusite rómbico (Mn)

Indicaciones:
Alergias, eczemas, picores, asma. Afecciones tiroideas, arteriosclerosis.

PLATA
Argent natif cúbico (Ag.)

Indicaciones:
Antiinflamatorio, analgésico

RODONITA
Rhodonite triclínico (Mn, Si.)

Indicaciones:
Insomnio

TRAQUITA
Trachyte (Lava)

Indicaciones:
Tos fuerte

TURMALINA
Tourmaline lithique trigonal (Al, Bo, Fe, Li, Mg, Na, Si.)

Indicaciones:
Tranquilizante, ansiedad, fobias, obsesiones, insomnio, hipomanía. Síntesis de hormonas y prostaglandinas.

ULEXITA
Ulexite (Bo)

Indicaciones:
Aftas, rinofaringitis seca.

REMEDIOS ANIMALES
Organoterapia u opoterapia

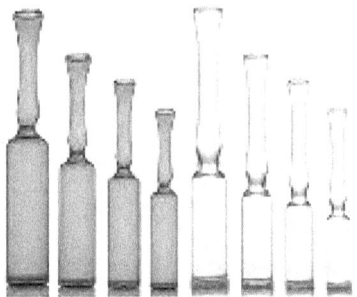

Ya los pueblos primitivos tenían el convencimiento de que comiendo el corazón o los testículos de un enemigo fuerte y sano adquirirían sus mismas cualidades, lo mismo que era normal sacrificar doncellas hermosas para que las mujeres mayores se bañasen en su sangre y adquiriesen así una segunda juventud. Más recientemente, las glándulas de mono, las células de carnero nonato, los extractos hepáticos y de placenta, han sido algunas de las terapias de rejuvenecimiento y fortalecimiento que más popularidad han alcanzado. Por ello no nos debe de extrañar que la organoterapia, la administración de órganos de animales sacrificados, se utilice con éxito en la homeopatía.

Los datos históricos más fiables con los que contamos datan del siglo XVIII en el cual los médicos utilizaban un conglomerado total de cerebro humano para el tratamiento de la epilepsia y el pulverizado de huesos para la curación del raquitismo y las fracturas óseas. Un siglo después, un veterinario de nombre Lux, desarrolló el método que le denominó Isoterapia, el cual consistía en curar un órgano afectado administrando otro igual, procedente de mamífero, convenientemente pulverizado, diluido y dinamizado, según las normas ya extendidas de la homeopatía. Lo igual debe curar a lo igual - decía - uniéndose así al creador de la homeopatía en sus postulados de "lo similar cura lo similar".

El tiempo vino a demostrar que no eran desacertadas esas terapias, como tampoco lo fueron la administración de glándulas endocrinas para curar disfunciones hormonales, mucho más cuando los doctores Starling y Bayliss explicaron las funciones de las glándulas endocrinas.

Sentadas ya las bases para la utilización de la Organoterapia, se establecieron unas normas estándar para que no se dieran errores que, aunque inocuos, pudieran provoca cuando menos el rechazo a tan interesante tratamiento

Estas fueron las normas universales:

1. Con el fin de evitar que aparezcan fenómenos de rechazo e incluso una reacción alérgica grave,

algo que ya ocurría cuando los médicos empleaban el órgano pulverizado sin eliminar previamente la albúmina, hay que pulverizarlo y diluirlo, método que asegura ya la total inocuidad y una mayor efectividad.

2. La organoterapia no trata de curar al órgano afectado, ni mucho menos regenerarlo, sino de que el resto del organismo siga recibiendo los mismos beneficios y sustancias que recibía cuando estaba sano.

3. Su modo de acción es inmediato si se administra por vía venosa y el cuerpo empieza a recibir sus fluidos de manera inmediata. Un extracto total de vesícula biliar, por ejemplo, produce un aumento inmediato en la salida de la bilis al duodeno, como consecuencia de la contracción de los colédocos. Por el contrario, si se administra en dosis altas se frena la producción de bilis.

4. Administrando un órgano diluido se anula la producción de anticuerpos y antitoxinas que pueden dar lugar a las enfermedades autoinmunes, actuando de manera similar a un antígeno específico el cual reemplaza al tóxico.

5. Al igual que en la homeopatía, diluciones altas 9 CH a 30 CH) frenan el funcionamiento, medias 6 CH a 8 CH) lo regulan y bajas (1CH a 5 CH) lo estimulan. Como referencia, siempre que haya un cese de la función habrá que administrar diluciones bajas, aunque siempre hay excepciones que el médico deberá valorar en función de la respuesta del paciente, dejando

bien claro que no hay enfermedades sino enfermos.

6. Un error en la dilución empleada o en la elección del remedio no causa trastornos.

7. La forma de administración es similar a la homeopatía, aunque se utilizan con preferencia las ampollas bebibles por la conservación tan completa que ofrece, así como por la dosificación exacta. Es importante beberse la solución una hora antes de las comidas y dejarla en la boca un minuto antes de tragarla con el fin de que se absorba por vía sublingual.

8. No existe inconveniente en administrar diferentes compuestos en la misma fórmula si ello conduce a una seguridad en la administración, pero dado que de esa manera no se puede calibrar con exactitud cuál de los componentes es el que está actuando con eficacia lo mejor son las dosis individuales. De todas maneras hay uniones que lógicamente son valiosas, como es el caso de unir piel con placenta, tiroides con hipófisis, o hígado con vesícula.

Los preparados comercializados actualmente provienen de órganos de animales sanos, como el cerdo, la oveja, el buey o el caballo, los cuales están totalmente sanos y se manejan los órganos extraídos con una total higiene y esterilización. Una vez extraídos se conservan a 20° bajo cero y se liofilizan siguiendo las normas universales. Se conservan al abrigo de la luz, de la humedad y del calor y las cepas se presentan normalmente a la 3 CH para los procedentes de órganos y a la 1 CH para el resto.

Estas son algunas de las más empleadas, aunque es posible encontrar cualquier parte orgánica que se desee. Se indica en primer lugar la dilución más habitual y después la recomendada según la enfermedad:

AMIGDALAS 3 CH (Animal joven)
Indicaciones:
Amigdalitis 9 CH, bronquitis con moco espeso 9 CH, faringitis 9 CH

ARTERIA 3 DH (pared arterial)
Indicaciones:
Hipertensión arterial 7 CH, arteritis 7 CH, ateroma 7 CH

AORTA 3 CH
Indicaciones:
Ateroma 7 CH, arteriosclerosis 7 CH.

BILINUM 1 CH (Buey)
Indicaciones:
Insuficiencia biliar 4 CH, disquinesia 5 CH

CALCULO RENAL 9 CH
Indicaciones:
Litiasis renal 4 CH

CARTILAGO 3 CH
Indicaciones:
Artrosis 7 CH

CEREBELO 3 CH
Indicaciones: Vértigos, temblores 7 CH.

CEREBRO 1 DH
Indicaciones:
Insuficiencia cerebral 9 CH

CORTEZA SUPRARRENAL 1 DH
Indicaciones:
Regulación glandular, hipotensión 7 CH.

DISCO CERVICAL 3 CH
Indicaciones:
Artrosis cervical 7 CH

DUODENO 1 DH (Mucosa duodenal)
Indicaciones:
Ulcera duodenal, hiperacidez.

EPIFISIS 2 CH (Glándula pineal)
Indicaciones:
Sistema inmunitario, alergias, infecciones 7 CH.

FIBRINA 3 CH
Indicaciones:
Arteriosclerosis, hipercoagulabilidad.

HEMOGLOBINA 4CH

Indicaciones:
Anemias.

HIGADO 1 CH
Indicaciones:
Insuficiencia hepática, cirrosis, ictericia, rinitis, esofagitis, litiasis renal, cistitis 4 CH.

HISTAMINUM 9 CH
Indicaciones:
Alergias en general.

HUESO 1 DH
Indicaciones:
Fracturas, crecimiento, raquitismo 4 CH.

MEDULA ESPINAL 1 DH
Indicaciones:
Síndromes neurológicos, esclerosis, ataxias 7 CH.

MUCOSA DE COLON 1 CH (cerdo)
Indicaciones:
Estreñimiento 4 CH, colitis espasmódica 9 CH

MYOCARDIO 1 DH
Indicaciones:
Insuficiencia coronaria, angina de pecho, corazón senil 7 CH.

OVARIO 1 DH (Hembra adulta)
Indicaciones:
Disfunciones ováricas, dismenorreas, enuresis, metrorragias 7 CH.

PANCREAS 1 DH (cerdo)
Indicaciones:
Diabetes, pancreatitis 4 CH.

PARATIROIDES 1 DH
Indicaciones:
Artrosis, tetania, litiasis 7 CH.

PULMON 1 DH
Indicaciones:
Insuficiencia respiratoria, enfisema, asma, bronquitis.

RIÑON 1 DH
Indicaciones:
Insuficiencia renal, celulitis, edemas.

TESTICULOS 1 DH (Toro o carnero)
Indicaciones:
Hipogonadismo masculino, impotencia, frigidez 7 CH.

TIROIDES 4 CH
Indicaciones:
Regulación metabólica 7 CH.

ÚTERO 1 DH (Hembra adulta)
Indicaciones:
Fibroma uterino 7 CH

VENA 1 DH
Indicaciones:
Varices 4 CH, hipertensión 7 CH.

Además de estos compuestos existen una gran variedad de ellos, entre los que destacamos:
(Se incluye la primera dilución no tóxica disponible)

Apéndice 3 CH (cerdo), articulación del codo 3 CH, articulación de la rodilla 3 CH, colédoco 3 CH, cartílago 3 CH, córnea 3 CH, cristalino 3 CH, diente 3 CH, ganglios linfáticos 3 CH, encías 3 CH (cerdo), glándulas mamarias 1 DH (vaca), glándulas salivares 3 CH, hematíes 3 Ch (oveja), hipotálamo 1 CH, lengua 3 CH, ligamentos 3 CH, líquido cefalorraquídeo 3 CH, meninges 3 CH, menisco de rodilla 3 CH, mucosa nasal 3 CH, músculos oculares 3 CH, nervios 3 CH, nervio óptico sensitivo 3 CH, nervio ciático 3 CH, ojo 3 CH, piel 3 CH (cerdo joven), placenta 1 DH, plasma 3 CH, próstata 3 CH, píloro 3 CH (cerdo), recto 3 CH, retina 1 CH, sangre 3 CH, esfínter de vejiga 3 CH, tendón 3 CH, tejido adiposo 3 CH (cerdo), tejido elástico 3 CH, tímpano 3 CH, uréter 3 CH, uretra 3 CH, vena hemorroidal 3 CH, vesícula biliar 1 DH, vesícula seminal 3 CH (animal joven)

FORMULAS COMPUESTAS

Desde el comienzo de este libro se ha insistido en que la homeopatía es una forma de tratamiento individual, no colectiva, en la cual se trata al individuo en su conjunto, nunca la enfermedad. Por ello la terapia debe elaborarse en el mismo momento de la consulta, con el diagnóstico. Sin embargo en el mercado farmacéutico existen ya una gran cantidad de preparados homeopáticos no individuales, los cuales se emplean para tratar enfermedades concretas y no enfermos en particular. A simple vista parece un contrasentido que una ciencia que insiste en la no estandarización de los medicamentos comercialice otros para uso genérico.

Sea lógico o no, lo cierto es que existen y son utilizados cada vez más por médicos, farmacéuticos y homeópatas. Su justificación es que se aplican como drenaje de fondo y no como tratamiento completo, permitiendo así al especialista aplicar posteriormente el tratamiento individualizado sino queda ya resuelto. También son adecuados para ser manejados por personas no expertas en homeopatía como médicos o farmacéuticos, pero que desean introducirse en ella o al menos no causar daño al paciente con otros tratamientos más peligrosos. Ya sea por un motivo u otro, lo cierto es que estos compuestos suelen funcionar bastante bien y están disponibles de forma inmediata para el enfermo, lo que es una ventaja.

A continuación y a modo de ejemplo vamos a dar algunas de las fórmulas compuestas de mayor éxito, las cuales, además, al estar elaboradas por expertos en homeopatía nos pueden servir de pauta para los tratamientos individualizados.

Trastornos venosos:
Hydrastis 3 DH
Hamamelis 1 DH
Aesculus 1 DH
Nux vómica 6 DH
Rathania 4 DH
Sulfur 6 DH

Arnica 4 DH
Castaño de indias 1 DH
Hamamelis 1 DH
Pulsatilla 2 DH
Viburnum 1 CH

Hipertensión arterial:
Muérdago 2 DH
Espino blanco 2 DH
Meliloto 2 DH
Arnica 3 DH
Belladona 6 CH
Kalium iodatum 4 CH
Rauwolfia 4 CH

Gastritis:
Manzanilla 4 DH
Ipeca 4 CH

Pulsatilla 4 CH
China 6 CH
Dulcamara 4 DH

Celidonia 2 DH
Colubrina 4 DH
Quina 2 DH
Condurango 2 DH
Asaro 4 CH

Hepatopatías:
 Cardo mariano 2 DH
 Celidonia 2 DH
 Belladona 6 CH
 Cholesterolum 6 CH
 Bryonia 4 CH
 Sulfur 6 DH

Afecciones de piel:
 Apis 6 CH
 Sulfur 6 DH
 Sílice 6 DH
 Arsenicum album 8 CH
 Pulsatilla 6 DH
 Petroleum 4 CH

Dulcamara 2 DH
Adelfa 2 CH
Rhus Vernix 1 CH
Bardana 1 DH
Placenta 1 DH
Piel 4 CH

Laxante:
 Nux vómica 4 DH
 Bryonia 4 DH
 Graphites 4 CH
 Ipeca 4 DH
 Arsenicum album 4 CH
 Lycompodium 4 CH

 Frángula 1 DH
 Sen 2 DH
 Cáscara sagrada 1 DH

Diarreas:
 Colchico 4 DH
 Arsenicum 6 CH
 China 4 CH
 Veratrum 4 DH
 Podophilum 4 DH

Obesidad:
 Fucus 1 DH
 Thyroides 8 CH
 Pilosella 1 CH
 Thymus 10 DH
 Kalium iodatum 4 CH

 Fucus 1 DH
 Pilosella 2 DH
 Aceite de croton 2 CH

Agotamiento:
  Acido fosfórico 3 CH
  Kalium fosfórico 3 CH
  Arnica montana 3 CH
  Selenium 3 CH
  Avena sativa 1 DH

  Estafisagria 3 CH
  Ginseng 1 DH
  Pulsatilla 3 CH
  Quina 2 DH

Tos intensa:
  Belladona 4 CH
  Arnica 6 CH
  Hyosciamus 3 CH
  Ipeca 2 CH
  Drosera 1 DH
  Grindelia 1 DH

  Drosera 3 CH
  Belladona 3 CH
  Artemisa 3 CH
  Ferrum phosphoricum 4 CH
  Ipeca 3 CH
  Arnica montana 3 CH

EJEMPLOS PARA UN DIAGNÓSTICO PERSONAL

Con el fin de facilitar la aplicación de los principios homeopáticos al médico profano, he creído conveniente poner algunos de los casos que con más frecuencia se dan en las consultas y explicar así las conclusiones y el tratamiento seguido.

El primer ejemplo es el tratamiento de la fiebre, síntoma que acompaña a la mayoría de las enfermedades infecciosas y que es tratado habitualmente con antitérmicos, los cuales aunque no modifican el curso de la infección al menos alivian sensiblemente al enfermo, lo que no es poco. Pero el tratamiento homeopático pretende ir algo más lejos que el simple alivio sintomático, ya que conjuntamente con el efecto antipirético las diluciones son capaces de modificar la enfermedad misma, actuando conjuntamente como antiinflamatorio, analgésico, drenador y estimulando el sistema defensivo.

Sabemos que la fiebre está producida por una interacción entre el agente patógeno (bacteria o virus) y la capacidad defensiva del individuo, lo que hace que un paciente con fiebre no se diferencie sensiblemente de otro, cosa que no ocurre con las enfermedades crónicas o de larga duración. Este hecho facilita sensiblemente el tratamiento de la fiebre, aunque por supuesto nunca es tan sencillo que con la terapia convencional.

Los ocho remedios básicos

1. Aconitum napellus
2. Apis mellifica
3. Arsenicum album
4. Belladona
5. Bryonia alba
6. Ferrum phosphoricum
7. Gelsemium sempervirens
8. Rhus toxicodendrom

La primera pregunta que nos hacemos es si verdaderamente es mejor conservar la fiebre o anularla, ya que es bien sabido que es un síntoma y no una enfermedad, mediante el cual podemos evaluar con bastante certeza el curso de la misma. Pero esto que para un profano en la materia supone una duda en el camino a seguir no debe serlo para el experto ya que se supone que el diagnóstico ya está realizado. La enfermedad se conoce, está valorada, y con anular la fiebre solamente aliviamos al enfermo, no ignoramos la enfermedad que la produce y ésta se supone que tiene el tratamiento adecuado.

El otro punto en discordia es el valor curativo que tiene la fiebre misma y los inconvenientes que puede traer el anularla, como ocurre en los niños menores de tres años, las cardiopatías y los afectados de enfermedades hepatorrenales. Solamente en estos casos puede ser recomendable no eliminarla, aunque sí mitigarla si es muy alta, y aplicar la homeopatía en el resto de los enfermos a los cuales aliviaremos sus síntomas y abreviaremos la convalecencia.

REMEDIOS PARA LA FIEBRE

Con mucha diferencia la BELLADONA es el remedio más empleado ya que ejerce su acción sobre el sistema nervioso, piel, mucosas y aparato circulatorio. La dilución empleada debe oscilar entre la 9 y la 30 CH y la posología oscilará entre cuatro tomas diarias a una a intervalos de apenas quince minutos.

La amigdalitis suele ser una clara indicación para la Belladona ya que concurren en ella el dolor, enrojecimiento, edema, fiebre y sequedad de mucosas. Además, es frecuente que se acompañe de otitis, rinitis, y exantemas diversos, todos ellos de aplicación para la Belladona.

Otros síntomas a valorar son la postración sin agitación, la sudoración, sed variable según haya pérdidas de líquidos y fiebre elevada de aparición rápida.

El ACONITUM NAPELLUS induce escalofríos, piel seca, sed intensa, taquicardia, agitación y alternancia entre calor y frío. Normalmente la fiebre aparece después de una exposición al calor o al frío intenso, en personas fuertes que tienen tendencia a la hipertensión y el malestar no se centra en ninguna zona corporal concreta.

Este remedio es de aplicación breve, no definitiva, y se aplicará a altas diluciones (entre 9 CH y 30 CH) y con una frecuencia de seis horas.

Otro remedio es APIS MELLIFICA obtenido de la maceración de la abeja entera, y sus efectos aparecen en las mucosas, la piel y los riñones, especialmente con un componente inflamatorio.
Lo aplicaremos en las urticarias, edemas, la glomerulonefritis y la fiebre moderada. Hay dolores agudos que mejoran con el agua fría, ausencia de sed y una respuesta de las defensas orgánicas poco eficaz, así como ausencia de sudor.
Las diluciones serán entre la 7 CH y la 9 CH y las tomas cada hora.

El FERRUM PHOSPHORICUM es una excelente solución para aquellas fiebres de mediana intensidad que se dan en las patologías de las vías respiratorias superiores, entre ellas las amigdalitis y las rinitis que cursan también con hemorragias.
Normalmente nos encontramos con personas jóvenes, incluso niños, de piel pálida y con poca vitalidad física, aunque cerebralmente fue activos.
Este remedio lo emplearemos para aquellas fiebres que se dan en enfermedades benignas o que pueden mejorar en un tiempo no superior a 24 horas. Su efecto antiinflamatorio hay que tenerlo muy en cuenta y también la posibilidad de que pueda asociarse sin problemas a cualquier otra terapia, sea homeopática o no.

La dilución más aconsejable es a la 9 CH administrada cada ocho horas, aunque al principio del tratamiento puede darse cada media hora.

Por último el ARSENICUM ALBUM es un veneno que tiene acciones sobre la piel, las mucosas, los riñones y el sistema nervioso, por lo que es de gran amplitud de uso.

La fiebre es de mediana intensidad, con cuadros inflamatorios y suele empeorar entre la una y las tres de la madrugada.

El enfermo está agitado, ansioso, sin fuerzas, necesita aire, tienen mucha sed y sus dolores son aliviados con el calor. Normalmente su estado es serio, quizá desesperado, y sus lesiones suelen ser numerosas pudiendo conducir a la muerte si se trata de un anciano.

Empeora con el frío y es frecuente que aparezcan úlceras por decúbito muy dolorosas.

Los efectos de este componente son de media duración, es mejor emplearlo unido a otras sustancias y la dilución aconsejada es entre la 7 CH y la 30 CH.

REMEDIOS PARA LA TOS

El tratamiento sintomático de la tos ha estado sujeto desde siempre a grandes controversias, pero sigue siendo uno de los más demandados por los pacientes, los cuales pasan grandes molestias y dolores durante sus ataques de tos, especialmente si se produce durante el sueño nocturno.

Que la tos es una señal de alarma es bien sabido, pero ello no implica que debamos ignorarla, soportarla, en la esperanza de que cuando la enfermedad remita desaparezcan los accesos. Si bien están lejos aquellos tiempos en los cuales la codeína era el remedio de elección, incluso en los niños, por su enérgica acción sobre el centro nervioso que generaba la tos que produjo no pocas parálisis respiratorias, los antitusígenos actuales tratan de unir a su inocuidad su eficacia, lo que no logran casi nunca.

Los remedios naturales y por supuesto los homeopáticos no suelen tener una acción rápida y decisiva en los ataques fuertes de tos, pero sí son capaces de moderarla y hacerla más soportable y ello sin causar ningún daño. Es más, muchos de ellos, como luego veremos, no solamente mitigan la tos sino que son capaces de mejorar la enfermedad que la produjo y al mismo tiempo sanar al resto del organismo

Tipos de tos:

De una manera resumida nos podemos encontrar con tos aguda, crónica, productiva y seca, espasmódica o irritativa. Cada una requiere un tratamiento diferente y aunque esto nos pueda parecer muy complicado, al menos si nos atenemos a los productos químicos (uno sólo para todos los tipos de tos), en la práctica lo que logramos con esta diferenciación es curar antes y mejor al enfermo.

Tos aguda, seca e irritante:

El momento en que se declara es:
1. A media noche después de un frío intenso y seco (Belladona o Aconitum napellus).
2. Después de la media noche, bruscamente. (Hepar sulfur).
3. Cuando el enfermo se mueve (Bryonia alba).

Se acompaña también de:
1. Agitación ansiedad, fiebre y sed de agua fría (Aconitum napellus)
2. Sudores abundantes (Belladona)
3. Quemazón en las mucosas (Spongia tosta)
4. Obstrucción total de la nariz (Sambucus nigra)
5. Afonía y labios resecos (Arum triphyllum).

Mejora con:
1. Cerrando la boca (Rumex crispus)
2. Con aplicaciones calientes (Hepar sulfur)
3. Bebidas calientes (Spongia tosta)
4. Durmiendo (Sambucus nigra)

Empeora con:
1. Con el frío (Hepar sulfur)
2. El aire fresco (Rumex crispus)
3. Habitaciones calientes (Bryonia alba)

Tos crónica

Esta patología es una estupenda indicación para la homeopatía, no tanto por su gravedad que lógicamente no suele darse, sino por la imposibilidad de administrar los antitusígenos químicos durante períodos largos. Cuando un paciente que lleva padeciendo ataques de tos durante muchos meses o años acude a un homeópata lo hace ya desesperado y quizá por indicación de su médico. Si no existe una afección clara que justifique esa tos crónica o si aún conociendo las causas (bronquitis, fumadores, enfermedades profesionales, etc.), no ha podido corregirse es el momento idóneo para curarla definitivamente.

La tos se declara con preferencia:
1. Por la noche, entre las 2 y las 3 de la mañana (Kalium bichrominum)
2. Durante los meses de invierno (Dulcamara)
3. En la esclerosis pulmonar y con el enfisema (Cuprum arsenicum)
4. En las personas gruesas, débiles o depresivas (Natrium sulfuricum)
5. En los niños malhumorados. (Cina)

Existen también:
1. Respiración difícil y ruidosa (Antimonium tartaricum)
2. Disnea (Cuprum arsenicosum)

3. Abundante expectoración muco-purulenta (Stannum metallicum)
4. Dolor en el pulmón izquierdo (Natrium sulfuricum)
5. Hipertensión arterial pulmonar (Phosphorus)
6. Prurito anal (Cina).
7. Sudores abundantes (Sílice)

Se agrava:
1. Con la luna nueva (Cina)
2. El frío y la humedad (Natrium sulfuricum).
3. Durante el invierno (Dulcamara)
4. El movimiento (Kalium carbónicum).
5. Por la noche (Phosphorus)

REMEDIOS PARA LA CORIZA

Producida por virus, bacterias, durante el curso de una enfermedad del aparato respiratorio o por un simple resfriado, la coriza es una afección que acompaña durante muchos meses a miles de personas. Suele estar producida por estreptococos, neumococos o estafilococos e ir unida a obstrucción nasal, rinorrea y hemorragias, siendo frecuente en las formas crónicas los pólipos. En otras formas habituales hay costra seca, atrofia de la mucosa, aumento de la permeabilidad y olor nauseabundo.

Corizas agudas:

Comienzan:
1. Con congestión de cabeza (Belladona)
2. Con escalofríos (Nux vómica).
3. En los primeros fríos del invierno (Aconitum napellus).

Se acompaña de:
1. Nariz obstruida y dolor en la raíz (Sticta pulmonaria)
2. Rinorrea amarilla (Pulsatilla)
3. Fiebre, sed intensa, ansiedad (Aconitum napellus)
4. Estornudos con rinorrea y lagrimeo (Allium cepa).
5. Sensación de tener la nariz tapada (Ammonium muriatucum)
6. Cosquilleo en el paladar (Sabadilla)
7. Tos espasmódica precedente a estornudos (Badiaga)
8. Pólipos nasales (Sanguinaria nítrica)
9. Dermatosis (Arsenicum album)
10. Mucosidades espesas amarillas (Kalium bichromicum)

Mejora con:
1. El aire fresco (Allium cepa, pulsatilla).
2. Los ambientes oscuros (Euphrasia).
3. El aire caliente (Dulcamara).

Empeora con:
1. Los olores fuertes (Sabadilla, nux vómica)
2. Con el calor (Badiaga, euphrasia)

REMEDIOS PARA LAS JAQUECAS

Son tantas las enfermedades que pueden desencadenar una jaqueca, migraña o cefalea que puede hacernos pensar la gran dificultad existente a la hora de administrar un tratamiento individualizado como exige la homeopatía. Sin embargo, y dado que esta terapia tiene en cuenta otros signos y síntomas muy diferentes a los que se valoran en la medicina química, el diagnóstico diferencial y la aplicación del remedio adecuado es bastante más sencillo.

Los "dolores de cabeza", término genérico empleado por los enfermos para describir de una manera sencilla su mal, es suficientemente esclarecedor del problema aunque es frecuente que vaya unido, entre otros, a afecciones en los ojos, garganta, dientes y oídos. Pueden darse conjuntamente alteraciones en la visión, hipertermia, irritación nerviosa, vómitos, sueño, irritabilidad, alteraciones del ritmo cardíaco, edemas, hipertensión, etc.

Además de los dolores de cabeza circunstanciales o funcionales, hay una larga serie de enfermedades que, entre otros síntomas, producen dolor de cabeza, entre las cuales tenemos: tumores cerebrales, absceso cerebral, hematoma, meningitis, sífilis, tuberculosis, alteraciones vasculares, alcoholismo, infecciones, uremia, intoxicación por plomo, encefalitis, hipertensión, iritis, glaucoma, otitis, infecciones de boca, tensión muscular, ansiedad y otras muchas.

El tratamiento homeopático

Tipo de enfermo:
1. Mujeres rubias o de pelo claro de piel blanca y ojos azules (Pulsatilla).
2. Mujeres delgadas, morenas, con manchas alrededor de la boca. (Sepia)
3. Escolares (Kalium phosphoricum).
4. Mujeres en la premenopausia (Lachesis).
5. Adolescente cansado por los estudios (Natrium muriaticum).
6. Jóvenes de crecimiento muy rápido (Phosphoricum acidum, calcárea phosphórica),
7. Personas con las uñas manchadas de blanco (Sílice)
8. Personas débiles (Lycopodium clavatum)
9. Personas morenas, delgadas, con estómago flojo (Sepia)
10. Enfermos con estreñimiento (Lac bichromicum)
11. Enfermos con hipertensión (Glonoinum)
12. Personas obesas (Aurum muriaticum)

Tipo de dolor:
1. Congestión cefálica de aparición rápida (Belladona)

2. Dolores pulsátiles (Sanguinaria canadensis)
3. De aparición periódica (Iris versicolor)
4. Localizado en la frente o los ojos (Venus mercenaria)
5. Localizado en el ojo derecho (Kalium bichromicum)
6. Comienza a las 10 de la mañana (Natrium muriaticum).
7. Localizada en la zona izquierda (Sepia).
8. Sensación de golpes de martillo (Ferrum metallicum)
9. Con trastornos visuales, estrabismo, miopía (Gelsemium).

Suele ir unido a:
1. Vértigos, trastornos visuales, menstruación (Cyclamen europaeum).
2. Exceso de trabajo, diversiones o tristeza (Phosphoricum acidum)
3. Insuficiencia venosa (Pulsatilla)
4. Sed intensa y ansia de sal (Natrium muriaticum)
5. Infecciones uro-genitales (Sepia)
6. Vómitos con flemas (Iris versicolor)
7. Insuficiencia hepática (Lycopodium clavatum)
8. Alteraciones cutáneas (Sulfur)
9. Hambre intensa (Psorinum)
10. Fotofobia (Belladona)
11. Rubor en las mejillas (Sanguinaria canadensis)
12. Anemia (Ferrum metallicum)
13. Epístaxis (Melilotus).

Mejoran con:

1. Presión local (Kalium bichromicum).
2. Con el frescor (Sulfur, allium cepa).
3. Comiendo (Anardium orientale).
4. Cubriéndose la cabeza (Sílice, psorinum).
5. Con una ligera hemorragia (Melilotus)
6. Poniendo la cabeza en alto (Gelsemium).
7. Con el frío local o ambiental (Aurum muriaticum)
8. Con el calor (Strontium carbonicum).

Empeoran con:
1. El ruido, el sol y los golpes (Belladona).
2. Durante el período (Cyclamen europaeum, actaea racemosa).
3. Tomando vino o alcohol (Zincum metallicum).
4. A la orilla del mar (Natrium muriaticum).

REMEDIOS PARA AFECCIONES DE PIEL

La larga lista de la patología dérmica imposibilita el realizar un estudio amplio sobre los tratamientos homeopáticos recomendados, por lo que solamente incluiremos algunos ejemplos más característicos.

El tratamiento homeopático

Tipo de lesión:
1. Pequeñas vesículas que contienen ácido cítrico (Rhus toxicondron)
2. Vesículas azuladas, con sangre (Ranunculus bulbosus)

3. Eritema edematoso (Urtica urens, apis mellifica)
4. Vesículas con líquido blanco (Mezereum)
5. Piel con descamación blanca (Arsenicum albun)
6. Costra espesa con secreción purulenta (Mezereum)
7. Fisuras en los pliegues interdigitales (Graphites)
8. Fisuras en comisuras labiales (Nitricum acidum)
9. Descamación eritematosa (Natrium sulfuricum)
10. Erupciones intercostales (Ranunculus bulbosus)
11. Erupciones ardientes (Arsenicum album)
12. Herpes a lo largo de un nervio (Huypericum perforatum)
13. Verrugas en la planta de manos y pies (Antimonium crudum, thuya)
14. Verrugas juveniles (Dulcamara, thuya)

Mejora con:
1. Con el frío (Apis mellifica, graphites)
2. Con el calor (Urtica urens, arsenicum album)
3. Con el movimiento (Rhus toxicondedron)

Empeora con:
1. El rascado (Rhus toxicondron)
2. Al lavarse (Mezereum)
3. En el invierno (Pteroleum)

Algunos remedios para la piel ya comercializados

Las siguientes fórmulas compuestas son una buena solución para un tratamiento de emergencia, especialmente para ser utilizados en oficinas de farmacia que no cuentan con un experto en homeopatía.

Arsenicum album 8 DH
Apis mellifica 6 DH
Pulsatilla 6 DH
Sulfur 6 DH
Petroleum 4 DH
Silice 6 DH

Lappa mayor 3 CH
Saponaria officinalis 3 DH
Fumaria officinalis 3 DH
Rhus vernix 3 CH
Viola tricolor 3 CH
Smilax medica 3 DH

Adelfa 1 CH
Dulcamara 2 CH
Rhus vernix 1 CH

CONCLUSIÓN

Si hay una característica que define a la homeopatía es su originalidad, su tremenda personalidad que la hace ser una terapia sin parecido alguno con cualquiera de las conocidas. Sin embargo, no es, lógicamente, este rasgo lo que la hace interesante como método curativo sino su absoluta inocuidad, incluso más amplia - si cabe - que la medicina natural. Y es precisamente esa misma inocuidad la causa (?) de que la medicina oficial no la incluya entre sus opciones terapéuticas desde su descubrimiento. Algo que no hace daño y que ni siquiera se puede detectar mediante los análisis conocidos no puede tener ningún valor, alegan. A esto hay que añadir que son tratamientos empíricos, imposibles de contrastar científicamente y que no siempre funcionan, ya que hay al menos un 25% de enfermos que no responden a la homeopatía. De cualquier manera, el hecho de que no esté reconocida oficialmente no le quita validez, ya que tampoco lo están el resto de las terapias alternativas y llevan aplicándose durante cientos de años.